JN046259

人の腰痛を治した！

骨コンディショニング

日野秀彦

ACHIEVEMENT PUBLISHING

文庫版刊行によせて

２０１４年に『20万人の腰痛を治した！ 背骨コンディショニング』を上梓して、10年近くの月日が流れました。

背骨コンディショニング協会のインストラクターは７００名を超えて、北海道、関東、関西、中部、福岡に支部ができて、近々台湾、アメリカ、ヨーロッパにも展開予定です。

このはじめての著書が「20万人の腰痛を治した！」と謳っていたため、腰、首、肩、頭の痛みを訴える方が多く矯正に訪れてこられました。

しかし、近年は目まい、ふらつき、だるい、疲れが取れない、食欲がない、イライラする、睡眠障害、集中力がない、パニック障害といったいわゆる自律神経失調症に悩む人が圧倒的に増えたと実感しています。

これらのどれかひとつの症状が強く出る人もいれば、複数の症状に苦しんでいる人もいます。しかし、病院に行っても検査数値には異常がなく、心の問題だとされて精神科で薬を処方される。抗精神病薬を飲んでも症状がよくなるどころか、ますます気分が落ち込んでいき、なかには重度のうつ病になってしまった方もいます。

運動でしか治らない症状があるということが、まだまだ浸透していない。この概念をもっと多くの人に知っていただきたいという思いは日増しに強くなっています。

背骨コンディショニングの特徴は、代償姿勢理論、神経牽引《けんいん》理論、仙腸関節可動理論（センチ単位で可動する）の3つの理論に基づいて、運動プログラムを組み立てていることです。

たとえば、交感神経は脊髄を下行して背骨の頸椎7番（C8）か胸椎1番（T1）から腰椎3番（L3）あたりまでの神経の出口から末梢神経として現れ、背骨両脇の交感神経幹を介して全身にのびていきます。

副交感神経は脳神経Ⅲ番（動眼神経）、Ⅶ番（顔面神経）、Ⅸ番（舌咽神経）、Ⅹ番（迷走神経）の成分と脊髄を下行して仙骨から出る末梢神経（S2〜S4）があります。

交感神経は脊髄の外側から出て、前つまりおなか側に回って、脊髄の両脇にある交感神経幹に入ります。その後は、各臓器など全身に分布し、情報を伝えます。仙骨の後方変位の代償姿勢で胸椎の1〜5番あたりが後方に変位すると交感神経が引っ張られる形（神経牽引理論）になり伝導が悪くなるため、臓器の機能低下が起きます。

また仙骨の代償姿勢で頸椎の1、2番が後方に変位すると副交感神経である脳神経Ⅲ番（動眼神経）、Ⅶ番（顔面神経）、Ⅸ番（舌咽神経）、Ⅹ番（迷走神経）が牽引され、副交感神経の機能低下が起きます。

このようにして自律神経失調症の症状が引き起こされます。改善するためには、仙骨や胸椎の後弯や後方変位を矯正して、大臀筋・脊柱起立筋・菱形筋をつけることです。ただし、靭帯が固まっているところは、ゆるめる運動（ROM運動）も必要です。

・ゆるめる
・矯正する
・筋力アップ

この本に記載されている運動をおこなって自律神経失調症の症状が好転しなかった方は、今まで1人もいません。

解剖学上、仙腸関節は不動もしくは動いても数ミリとされていますが、背骨コンディショニングの矯正や体操をおこなうとセンチ単位で動いており、写真やレントゲンでも確認できます。代償姿勢についても多くのところで言われておりますが、仙骨のズレによって起こる代償姿勢、たとえば仙骨が後方変位するとバランス取りのために肩の関節（肩鎖関節）や肋骨の関節（胸肋関節）が内旋してこれらも矯正しなければ腰痛は治らないということには言及されていないのが実情です。

姿勢が悪くなることで、背骨の土台である仙骨がズレて神経が牽引され、代償姿勢による骨のズレで体のさまざまなところに症状が出ます。

・代償姿勢理論、神経牽引理論、仙腸関節可動理論

この3つの理論を体系化し組み立てられた運動プログラムは、運動プログラムの歴史を紐解いても背骨コンディショニングしかありません。だから、病院では治らなかった痛みが、一回の矯正と運動で劇的に改善する方が多いのです。

しかし、矯正はあくまでも対症療法にすぎません。骨のズレ自体やその代償姿勢によって、神経が牽引されて神経の伝導異常が起こり、症状が出ているわけです。矯正は、人為的に骨の歪みを直したにすぎません。骨を支える筋力が弱い、もしくはバランスが悪ければ症状は再発します。

そこで、いちばん大事なことは、背骨がズレないように、背骨の土台である仙骨や背骨自体を支える筋肉や、代償姿勢を起こさないための筋肉をつけることです。ただし筋肉をつけるためには強度・頻度・種目を誤ると全く効果はありません、そういった誤った筋トレをおこなって効果が出ないといってやめる方や筋トレに不信を抱く方が多いのが実情です。ぜひお近くの背骨コンディショニングの体操教室や205ページのQRコードから動画を見て効果のある筋トレをおこなってください。

実際に自律神経失調症の症状で悩まれている方のなかには、本書で紹介している運動プログラムを自宅で実施した日は調子がいい、しない日は調子が悪いという方がいますが、その調子がいい状態を維持するための筋力がついた時点で、自律神経失調症の症状が軽減しています。

腰痛に関しても、固まっている骨をゆるめる。セルフや手技による矯正で骨の位置を正し、これ以上神経の伝導異常がひどくならないようにして、支える筋肉と代償姿勢を起こさないような筋肉をつける。腰痛を治す秘訣はこれに尽きます。

運動でしか治らない症状があります。本書でその方法を実感してください。

日野秀彦

はじめに

痛みの原因は背骨の歪みにあった

足のすねの内側を、骨に沿って親指で強く押してみましょう。膝下からくるぶしまで5ヵ所くらい試してみてください。

痛みを感じますか？

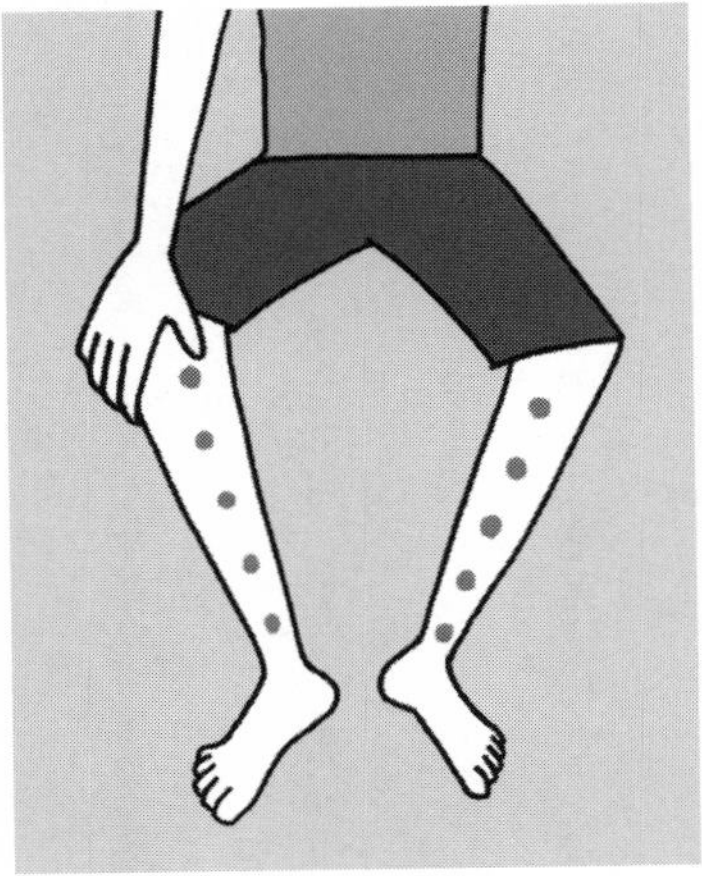

わずかでも痛みを感じた方は坐骨神経の**伝導異常**を起こしています。本来は、女性の力なら「これ以上押せない！」というほど思いっきり押しても、全く痛みはありません。

腰痛、坐骨神経痛、股関節痛、膝痛、首のハリ、肩こり、指先のこわばり、肘痛、背中のハリ、足のツリ、冷え症、内臓の不調。

先ほどの検査で痛みを感じた方は、これらのどれかに当てはまっていませんか？

その原因はすべて**仙骨の歪み**からきています。痛みのある箇所に問題があるのではなく、神経の出どころである骨がズレているのです。

骨のズレと痛みの関係は決まっていて、予測できます。それをまとめたものが背骨コンディショニングです。

現代医学では、骨の歪みがどういう症状を引き起こすのか、はっきりと述べられている理論はありません。

とくに仙骨という上半身と下半身をつなぐ唯一の骨は、解剖学上ほとんど動かないと言われているので、X線撮影やMRIでどんなに歪みが見られても症状とは関連付けられません。

しかし、この検査で痛みを感じた人の仙骨を見ると、歪みがあります。反対に仙骨の歪みがなければ、痛みはありません。

また仙骨が歪むと、バランスを取るために背骨まで歪むことが多く（代償動作）、その結果、背骨から出る神経が伝導異常を起こし、身体のあちこちに症状が出ます。

さまざまな症状、病は大きく3つの治療をするものに分けられます。

◎薬で治るもの
◎手術で治るもの
◎運動で治るもの

症状に対する処方が大切で、これを間違えると治るものも治らなくなります。手術でしか治らない症状を、薬だけで治療しようと思ったら、身体にはどれほどの負荷がかかるでしょうか？

同じように**運動でなければ治らない症状があります。その代表例が腰痛です。**また股関節痛、膝関節痛なども進行がひどくなければ手術せず運動で治すものです。

　これらには仙骨や背骨の歪みが関係しています。運動でなければ治らない症状があるという認知が広まり、各分野・機関がお互いの療法を理解し、連携することで、もっと多くの人が救われると思います。そこでこのたび出版の機会をいただきました。


　背骨コンディショニングは、西洋医学、東洋医学、整体、カイロプラクティックなど色々なプログラムがある中でどれにも属しません。

　私は1990年代はじめに、大手フィットネスクラブの第1期ディレクターとしてさまざまな運動プログラム開発に携わり、その中で西洋医学、東洋医学の医師が入ったチームで「不定愁訴の改善プログラム」を考案、指導していました。

　独立後、ミリ単位しか動かないと言われていた仙骨（と仙腸関節）がセンチ単位で動くことを発見し、2001年に仙腸関節および背骨をゆるめる体操をスタートしたことから、背骨コンディショニングは始まりました。これまで30万人以上の方々にご参加いただき、豊富な検証結果をもつ、効果の実証されているプログラムです。

1 仙骨・仙腸関節がセンチ単位で歪むことで背骨の歪みを招く
2 仙骨および背骨の歪みによって神経が引っ張られる（神経牽引説）
3 引っ張られた神経は伝導異常を起こす
4 神経が支配する箇所でさまざまな症状が起こる

これが従来の医療、トレーニング理論にはなかった、背骨コンディショニングの新しい観点です。

私たちは「痛ければ安静にしなさい」「ヘルニアは一生治らない、下手に動かすと危険」などと擦り込まれています。

しかし、たとえばぎっくり腰になった方で、背骨コンディショニングで動かした人たちと安静処置をとった人たちを比べれば、明らかに動かした人たちのほうが早く治っています。また、背骨コンディショニングの運動だけで、手術せずにヘルニアを治した人もたくさんいます。

骨の歪みは内臓疾患、それも重篤な症状まで引き起こします。実際に、背骨の異常な歪みがあったので病院での検査を勧めると、末期ガンが発見された方もいます。

このような人たちが、もっと早くに運動で治る症状があることを知っていれば、状況は変わったかもしれないと思うのです。

・「絶対に治らない」と診断されたメニエール病が1回の矯正で一気に

調子がよくなった

・手術以外の治療法がないと言われた脊柱管狭窄症《せきちゅうかんきょうさくしょう》が手術せずに完治

・股関節痛でどこに行っても治らず、足を引きずっていた方が1～2週間でスムーズに歩けるようになった

背骨コンディショニングの現場で、こうしたことは日常茶飯事です。

人間には神様から授かった治癒力が備わっています。骨の歪みを整えることで、治癒力が発揮され、さまざまな症状が解消されるのです。

現在、東京会場で矯正をおこなうときには、1回1万円ながら朝9時から夜8時過ぎまで矯正を詰めても予約が取れない状況です。

私だけでは手が回らないので、2003年から指導者養成コースを始めました。2009年には背骨コンディショニング協会が設立され、全

国的な活動に広まっています。

これまで口コミだけだったこの情報を書籍という形で1人でも多くの方に届け、愛と高い技術を備えた真の指導者を養成し、どこに行っても治らなかった症状、原因不明の痛みで苦しんでいる人たちを癒し、この国の医療費削減に貢献できればと思っています。

背骨コンディショニングによって改善される代表的な症状

□ 腰痛

□ 坐骨神経痛

□ 椎間板ヘルニア

□ 脊柱管狭窄症《せきちゅうかんきょうさくしょう》

□ すべり症

□ 股関節痛

□ 膝痛

□ 歩行困難

□ 手根管症候群《しゅこんかんしょうこうぐん》

□ リウマチ

□ 頭痛

□ 肩こり、首の痛み

□ 四十肩、五十肩

□ ばね指

□ 目まい、耳鳴り、突発性難聴

□ メニエール病

□ 自律神経失調症

□ 過呼吸、パニック障害

□ 婦人科系疾患

□ 内臓の不調

□ 疲れやすさ

□ 原因不明の難病
(アレルギー、花粉症、喘息《ぜんそく》、キアリ奇形、パーキンソン病)

背骨コンディショニング

体験者の声

やり始めて、約1年。つくづく
良かったと思っています。
ちょっと前にぎっくり腰になった時も
本当にみじかい間に楽になり
助かりました。顔のシワは増え
ましたが、体は若くなっていく様な
気がします。

50代
女性

70代
女性

二年前に腰ついねん坐を起こし、半年間、整形外科に
通っていました。
その後も腰が痛く、無理をしないように運動もおさえ
気味でやっていました。
背骨コンディショニングを知り、この体操をしていると
痛さもかんわされてきました。
家でもできる簡単な体操で少しづつ改善されて
来るのがわかってきました。
今後も続けて行きたいと思います。

体の中に沢山の筋肉が有る事を初めて知った。
一週間に一度のレッスンだが覚えた事を少しづつ家で
やっていると、とても気持ちが良く、番身があるのに
必要が無くなった。
体が堅いのは生まれつきと思っていたが、どうも
そうでは無いらしい。
からだに数年来問題があるが、無理せずやらせて
戴けるのは有難い。続ける事の大事さを痛感しました。

60代
男性

60代
女性

私は数年前から背骨コンディショニングの
矯正に月2回通っていました。
そこでこの教室を紹介して頂きました。
体操は基本的に嫌いな私ですが
このトレーニングは私の体力に非常に
マッチし楽しく通っています。
月2回通っていた矯正を1回に減
らすことが出来ました。教室に通う事を
楽しみに待っている自分に驚いています。

70代
男性

ひどい腰痛が数年でていません。

50代
女性

1回で体が楽になり気に入りました。
長く続けていきたいと思っています

60代
女性

スベリ症からの神経痛で
クスリとリハビリが続く数年
背骨コンディショニングを始めて
クスリの量も痛みも半分に
なりました。
みなさんに会うのが楽しみです

目次

文庫版刊行によせて……002

はじめに　痛みの原因は背骨の歪みにあった……010

背骨コンディショニングによって改善される代表的な症状……019

背骨コンディショニング体験者の声……020

序章　背骨コンディショニングのやり方……029

第1章 ゆるめる、矯正する、筋力アップで腰痛は治る

1 ゆるめる 固まった関節と神経をゆるめる ……… 042

2 矯正する 歪み矯正のポイント ……… 059

3 筋力アップ 筋力トレーニングのポイント ……… 063

第2章 なぜ背骨コンディショニングがいいのか？

神経牽引《けんいん》説 ……… 088

仙骨の役割 ……… 092

なぜ仙骨はズレてしまうのか？……094
代償その1 側弯《そくわん》（背骨が横に曲がる）……098
代償その2 姿勢不良・猫背（背骨が縦に曲がる）……100
内臓の機能低下……103

第3章 背骨コンディショニングで症状を治した人たち

母乳が出ない、重度のつわりが一度に解消（20代・女性）……108
10年間行けなかったゴルフを再開（90代・男性）……110
たった2回の矯正で車いすが不要に（40代・男性）……114
筋肉量が足りず腰痛になった現役の競輪選手（20代・男性）……116
歩行困難がすっきり解消（50代・女性）……119

宅配便でぎっくり腰に（30代・男性）……125
激しい夜泣きがなくなる（7ヵ月・赤ちゃん）……128
歩幅が10センチメートル伸びた（40代・男性）……131

第4章 背骨の歪みによって起こるさまざまな症状

肩こり……136
首の痛み……137
四十肩、五十肩……138
頭痛……143
手根管症候群《しゅこんかんしょうこうぐん》……148
耳鳴り、突発性難聴……150

目まい……152
自律神経失調症……154
過呼吸、パニック障害……156
婦人科系疾患……157
疲れやすい……159
椎間板ヘルニア……161
脊柱管狭窄症《せきちゅうかんきょうさくしょう》……167
原因不明の難病
（アレルギー、花粉症、喘息《ぜんそく》、キアリ奇形、パーキンソン病）……172
リウマチ……176

第5章
背骨コンディショニングに関する
さまざまな疑問

骨盤矯正との違い……180
マッサージとの違い……183
年齢は関係ある？……187
背骨コンディショニングでも治らない例……190

おわりに　**心身の健康は自ら選べる**……193

参考文献……203

本書は２０１４年11月に小社より刊行された
単行本を加筆・再編集したものです。

序章

背骨コンディショニングのやり方

背骨コンディショニングの3要素

背骨コンディショニングは次の3つの要素で構成されます。

1 ゆるめる

仙骨・背骨の歪みにより固まった関節や神経をゆるめる

2 矯正する

歪んだ仙骨・背骨を元の位置に戻す

3 筋力アップ

仙骨・背骨を支える筋肉を鍛え、さらに神経の伝導を回復させる

このうち２番目の「矯正する」は、自分でおこなうセルフ矯正と、他者がおこなう矯正に分かれます。本書ではセルフ矯正の方法をご紹介します。

Check

運動を始める前に

□ 痛みの「い」が出る一歩手前で、無理なくエクササイズをおこないましょう。心地よく感じるエクササイズを続けるほうが少しずつでも効果が出てきます。

□ すべてのエクササイズは勢いをつけず、ゆっくり丁寧におこないましょう。

□ 動かしている箇所をしっかりと意識しましょう。

□ ROM運動、神経ストレッチ、矯正は毎日おこなってもかまいません。すでに症状が出ている方は週に3～4回以上は頑張りましょう。

Step 1

ROM運動

足まわし

（解説は50ページ）

[**セット**]

❶ 肘を立ててうつ伏せになります。

❷ 足を腰幅に広げて、両足の裏を天井に向けましょう。

[**アクション**]

❸ 外回し、内回しで各30回、両足おこないます。

足がスムーズに回らない人は仙骨が歪んでいます。

ゆるめる

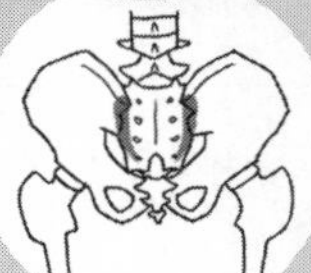

目的

仙腸関節をゆるめる

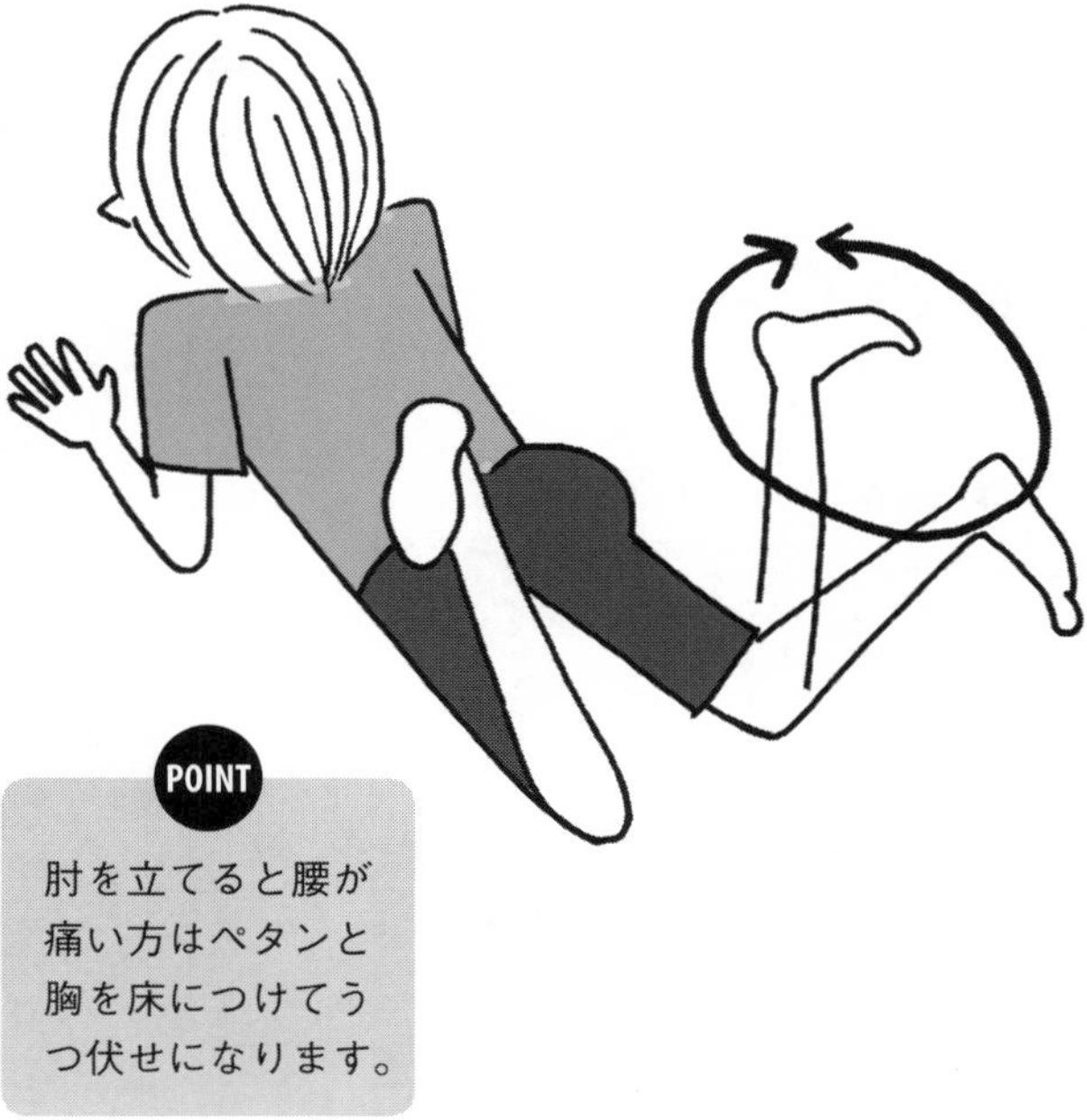

POINT

肘を立てると腰が
痛い方はペタンと
胸を床につけてう
つ伏せになります。

Step 2

神経ストレッチ

坐骨神経ストレッチ

（解説は54ページ）

ゆるめる

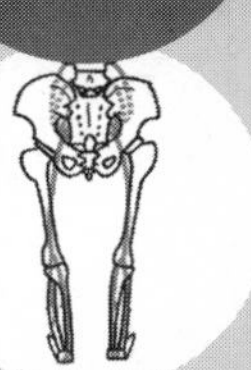

目的

坐骨神経をゆるめる

［ **セット** ］

❶ 長めのタオルなど伸縮しないものを用意します。

❷ 仰向けに寝たら片方の足の裏にタオルをかけて、両膝とも伸ばします。

❸ 足先を手前に曲げましょう。

［ **アクション** ］

❹ 膝が無理なく伸ばせるところまでタオルを引っ張って30秒～1分ほど保ちます。反対の足も同様におこないます。

膝の後ろがとても痛かったり、足が上がりにくい人は坐骨神経の伝導異常があります。

POINT

ツンとくる感じは
神経のストレッチ
によるものです。

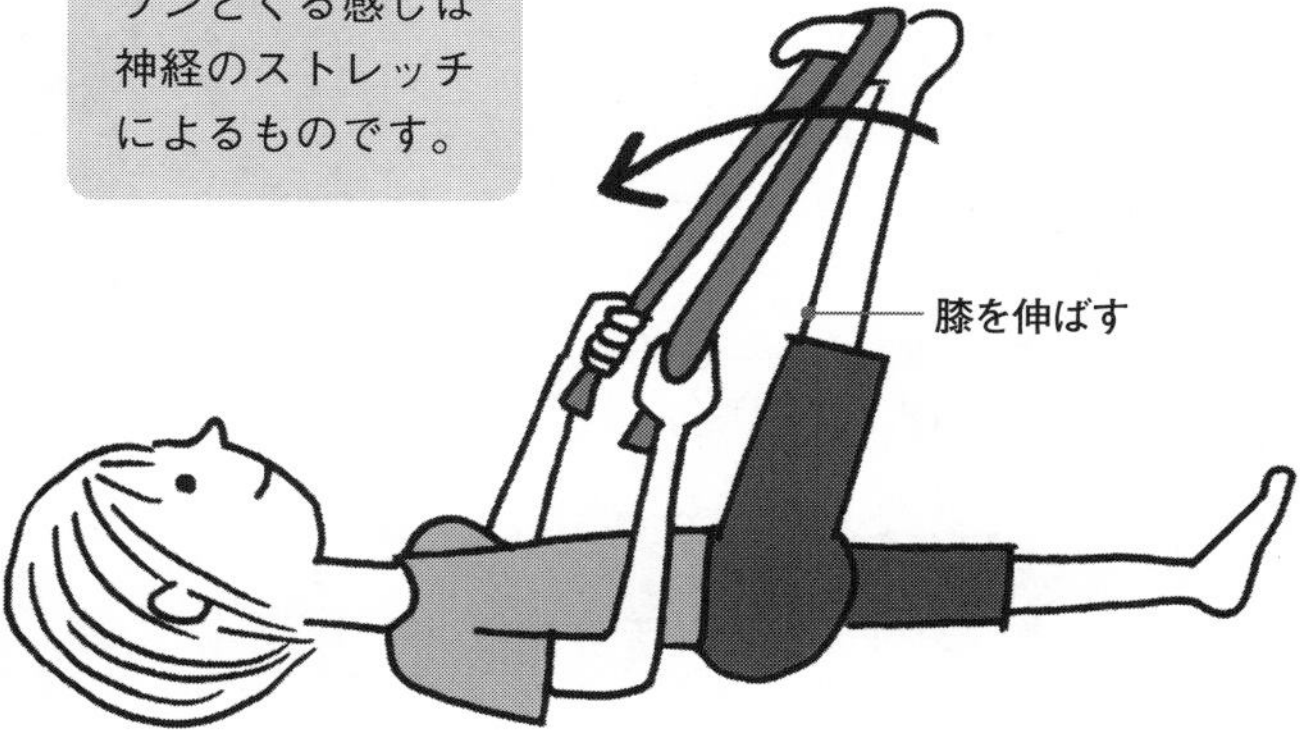

バリエーション

足首の曲げ方を変えて重点的に神経をゆるめる

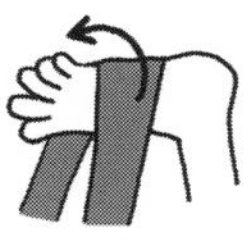

「総腓骨《そうひこつ》神経ストレッチ」

足首を内側に倒します。ふくらはぎの外側と足の甲が伸びていることを感じましょう。

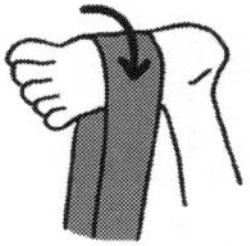

「脛骨《けいこつ》神経ストレッチ」

足首を外側に倒します。ふくらはぎの内側と足の裏が伸びていることを感じましょう。

Step 3

上体たおし

（解説は60ページ）

［ **セット** ］

❶ 両肘を合わせるように肘を立てて、うつ伏せになります。

❷ 片足をカエル足のように外側に広げます。

［ **アクション** ］

❸ 肘を中心に、上体を左右に倒します。30往復。

❹ 反対の足に変えて同様におこないましょう。

肩が床につかない人は仙腸関節、股関節、腰椎が硬くなっています。

矯正する

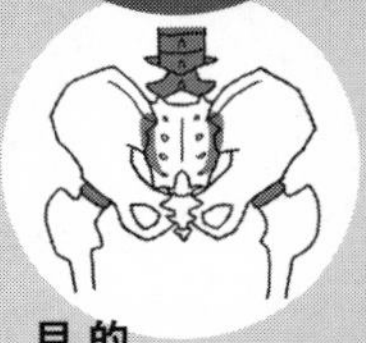

目 的

腰椎、仙腸関節、股関節をゆるめて歪みを矯正する

POINT

腰の骨がひねられているという感覚で、肩が床につくように、倒す角度を広げていきましょう。

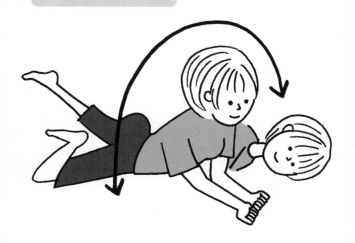

Step 4

筋力トレーニング
バックキック
（解説は70ページ）

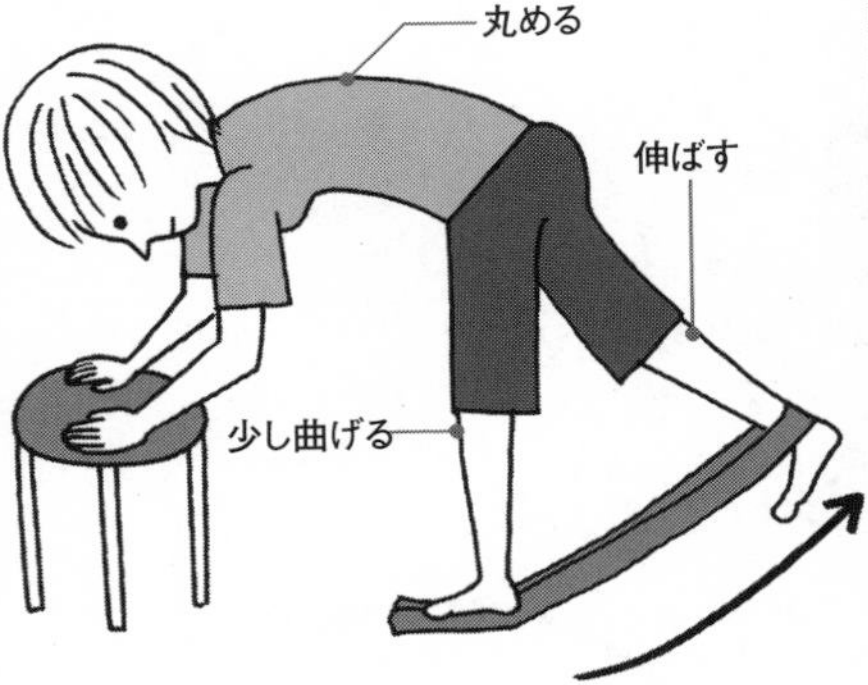

POINT
基礎トレーニングの負荷を想定しています。10回ギリギリできる重さでバンドの巻き数や長さを調節しましょう。

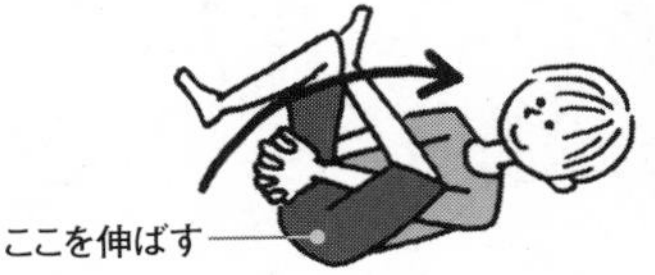

バリエーション

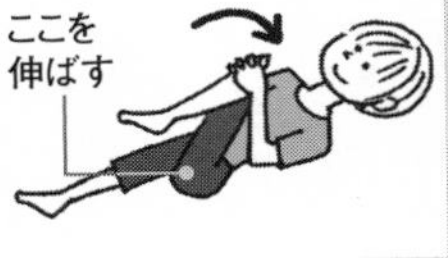

POINT
膝を乗せる体勢がきつい場合は、片足の膝を持って、そのまま胸に近づけましょう。

筋力アップ

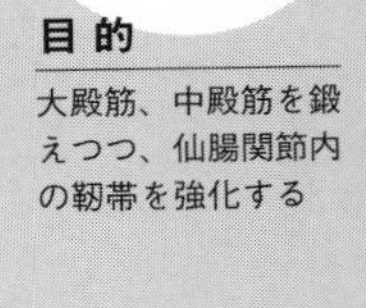

目的

大殿筋、中殿筋を鍛えつつ、仙腸関節内の靭帯を強化する

この一連の動作を3回繰り返す

［ **セット** ］

❶ エクササイズバンドを片足のかかとにかけて、もう一方の端を片足で踏みます。

❷ 低めの椅子などに手をついて、腰を丸めます。

❸ バンドを踏んだ足はつま先をまっすぐ前に向けて、膝は軽く曲げます。

［ **アクション** ］

❹ バンドをかけた足は膝を伸ばしたまま後ろにゆっくり２秒で引き上げます。

❺ 腰を丸めたまま３秒キープし、お尻の筋肉をしっかりと引き締めている感覚になってから、ゆっくり２秒で戻します。これを両足とも10回ずつおこないます。

ストレッチ

［ **セット** ］

❶ 仰向けになり、片足を曲げて、反対の足の膝の上に乗せます。

❷ 下の足の腿を手で持ち、胸のほうに押し上げます。

［ **アクション** ］

❸ 上の足のお尻の筋肉が伸びているのを意識して、15～30秒保ちます。

❹ 反対の足でも同様におこないます。

Check!

もう一度
チェックしてみましょう！

背骨コンディショニングの4つの運動を終えたら、10ページに記載した坐骨神経の伝導異常を調べる検査をもう一度おこなってみてください。

最初に検査をして痛みのあった方は、痛みがなくなっているか、軽減していると思います。仙骨が正しい位置になり、坐骨神経がやわらかくなったからです。

全く変化がないという方は、仙骨の歪みがきついか、神経の繊維自体がかなり固まっています。Step1から4まで継続して取り組みましょう。徐々に痛みが取れていくでしょう。

第1章

ゆるめる、矯正する、筋力アップで腰痛は治る

1 ゆるめる

固まった関節と神経をゆるめる

ゆるめる運動では、関節と神経の2つにアプローチします。関節をゆるめる運動は**ROM運動**、神経をゆるめる運動は**神経ストレッチ**と呼びます。運動は特許を取れないため、背骨コンディショニング協会では、ROM運動、神経ストレッチ共に商標を取っています。

ROM（Range Of Motion）は関節可動域を示す言葉です。関節をゆるめ**関節の可動域を広げる**ための運動療法として、理学療法士や作業療法士が患者に指導することがあります。

背骨コンディショニング協会では、ほぼ全身の関節に対するROM運動を開発し、現代医学ではほとんど動かないとされ、調整不可と言われることもある仙腸関節、肩鎖《けんさ》関節（肩先の関節）、胸肋《きょうろく》関節（助骨のつけ根）もゆるめることができるのが特徴です。すべての動きが「こういう動作をすると、関節はこう動く」という機能解剖学に基づいています。


神経ストレッチは、一見「ストレッチ」と似ているように思われます。ストレッチは、筋肉にアプローチして、筋肉を伸ばす動作により、筋肉の柔軟性を高め、関節可動域を広げます。

しかし、私は筋肉が固まってしまうのは、その筋肉を支配している神経が伝導異常を起こしているからだと考えています。そこで神経に直接アプローチするのが神経ストレッチです。

神経の柔軟性は変わらないと言われることもありますが、実際に神経ストレッチをおこなうと神経の柔軟性が高まることによって、神経がゆるまり、筋肉が弛緩する感覚を味わえます。

運動を始める前のポイント

運動の解説に入る前に、注意すべき点を説明します。

もし運動中に痛くなってきた場合は、中止するかラクになるポーズを選んでください。

すべての運動は勢いをつけないよう、ゆっくり丁寧におこない、動かしている箇所を意識します。

勢いをつけると、かえって神経が縮もうとする作用が起こりやすく効果が半減するばかりか、運動のあとで痛みの出ることがあります。

すでに痛みのあるところだと、動かしづらいでしょうが、「イテテテ」とならない程度に、できる範囲で関節をゆるめにかかります。

多少の痛みは我慢してしまう人が結構いますが、関節が炎症を起こしている場合は症状がひどくなる恐れがあるので、**痛いの「い」が出ないくらいの強さ**でやってみましょう。

きつい運動を無理に続けるより、気持ちよく感じる体操をコツコツと続けるほうが少しずつ効果が出てきます。

また、ROM運動をおこなうことで背骨の歪みが調整されるので、脳から背骨に沿って下降し、各臓器に分布している自律神経の伝導が急激によくなります。

すると、身体がついていけずに気分がすぐれなくなる人もいます。その場合は回数を減らします。身体と相談しながらおこないましょう。

原則として**ROM運動は片足ずつ30回（往復）おこないます**。ただし、きつい、ツラいと感じる人は5回でも10回でもかまいません。数をこなすよりも、無理のかからない回数でコツコツ続けるほうが、効果が期待できます。

神経ストレッチはひとつの動作を30〜60秒おこないます。

筋トレ以外の運動は、すでに症状が出ている人は最低でも週に3〜4回以上、症状がなくても関節の可動域と神経の柔軟性を維持するため、週に1回は習慣化したいものです。

人間の身体とは面白いもので、ＲＯＭ運動や神経ストレッチをおこなうと、関節や神経がゆるむ前の状態に戻ろうとすることがあります。これを**反動**と呼んでいます。

これは好転反応で効果が出ている証拠なのですが、反動によって関節や神経が余計に硬くなったり、激しい痛みを伴う場合もあります。通常は1〜3日程度で治まりますが、パターン化されておらず、どのタイミングで、どこに出るのかは予測できません。

また神経伝導がよくなり、痛みが出るときもあります。神経の伝導異常をそのままにしておくと、神経は伝導が鈍い状態（鈍麻）になります。ＲＯＭ運動や神経ストレッチによって神経伝導がよくなるとそれが解消されて、痛みがはっきりと自覚されるのです。

どちらも神経が過緊張していた証拠です。痛みが強いときは使い捨てのカイロなどで痛みのある箇所を温めながら、**ゆるめる運動を静かにゆっくりとおこないます。**

あまりにもきつい人は、ストレッチ時間を短くしたり、ROM運動の回数を減らします。「20回はツライ。15回なら……」という感じで小刻みに試しましょう。**安静にしていても症状はよくなりません。**

ゆるめる運動を始める前の注意点はわかりましたか？　それでは、それぞれの運動について細かく解説していきましょう。

ROM運動のポイント

骨がズレて、その状態のまま放っておくと関節が固まってしまいます。

靭帯、腱、筋肉、周りの組織もガチガチになり、ひどいときには関節と

関節がくっついている（癒着）人も少なくありません。

とくに、仙腸関節に癒着が起これば、腸骨の可動域も狭くなってロボットみたいな歩き方になります。2、3歩歩いただけで、痛みでうずくまってしまう方もいました。

この固まった関節をゆるめるのがＲＯＭ運動です。**仙骨をセルフ矯正する前の準備として仙腸関節にアプローチして、靭帯をゆるめます。**

仙骨を正しい位置に戻しても、関節に柔軟性がなければ、また元の位置に戻ろうとするので、関節の可動域を広げるＲＯＭ運動はいつも続けてください。

足まわし ……… 仙腸関節をゆるめる

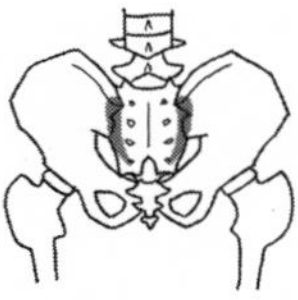

(動きは32ページ参照)

足まわしは仙腸関節をゆるめるための運動です。仙腸関節は縦に足を動かしてもゆるみません。

以前に「1日2万歩も歩いているのだから関節が固まっているはずがない」と話していた方も、実際には仙腸関節がガチガチでした。歩くのが悪いわけではありませんが、**いくら歩いても仙腸関節はゆるみません。** 動作としては、足を横に倒すか、まわすかしないとゆるまない関節です。

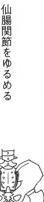

足まわしは、両肘を立てて上体を反った形でおこなう運動ですが、痛みの出る人は伏せたままでもかまいません。

それでも体勢がきつい人は、おへその下にタオルかクッションを入れて、身体をへの字にします。

両膝を腰幅に広げて足を立てる体勢をとるだけでも仙腸関節が開かれるので、片足ずつ、できる回数でゆっくりまわしましょう。

トレーニングのセオリーとして「意識性」の原則があります。両足同時にやれば時間は短縮できますが、動かしている仙腸関節への意識が分散してしまうので、片足ずつ意識してやったほうが効果が上がります。

最初は仙腸関節を意識しにくいので、かかとで天井に円を描くことを意識するといいでしょう。仙腸関節が固まっていると、外側に足がいかず、半円になってしまいます。円をひとつの目安としてください。
ひとまわし1秒くらいのスピードで、焦らず、続けてください。

実践
アドバイス

続けることでスムーズに足をまわせるようになっていきます。
心地よい範囲で続けてください。

神経ストレッチのポイント

ROM運動は固まった関節をゆるめることが目的でした。神経ストレッチは文字どおり神経をゆるめるための運動です。目的は2つあって、**神経の柔軟性を取り戻す**こと、次のステップの**歪みの矯正をやりやすくする**ことです。

のちほど詳しく述べますが、神経は骨が歪んだ分だけ引っ張られ、過緊張を起こします。そのままにしておくと神経の繊維がゆるまなくなり（拘縮）、骨の歪みを矯正しても痛みやしびれといった症状が残ります。ストレッチすることで神経は柔軟になり、拘縮が改善されます。

また、関節が癒着してしまうと歪みの矯正ができないので、矯正されなくても神経を少しでもゆるめて、症状を緩和する狙いがあります。

神経が過緊張を起こすと周りの筋肉も硬くなります。反対に、神経の柔軟性を高めれば筋肉のハリやつっぱり感はなくなります。

また、ストレッチによる刺激で、伝導異常を起こしている神経が伝導力を取り戻します。

坐骨神経ストレッチ

……坐骨神経をゆるめる

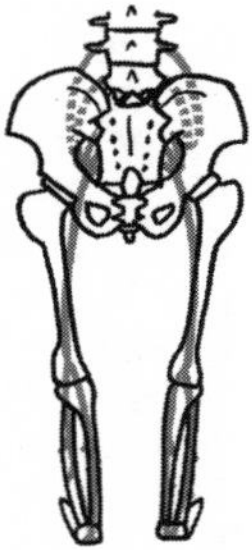

（動きは34ページ参照）

身体の中で一番太く長い神経が坐骨神経です。右図のとおり腰椎の4番、5番、仙骨の1番、2番、3番から出て、一旦お尻でひとつの束になり、小指くらいの太さ（直径約2センチメートル）になって腿の裏を通り、足のつま先まで分布しています。

そのうちすねの外側を通るものは総腓骨《そうひこつ》神経、内側を通るものは脛骨《けいこつ》神経と呼ばれていますが、この坐骨神経ストレッチは、バリエーションでそれぞれにピンポイントでアプローチしているので、ストレッチ効果を最大限に出せます。

ふくらはぎが第2の心臓と言われるのは、ミルキングアクションと言って、筋肉のポンプ作用で下肢の血液を心臓に戻すからです。これを促進するためによく歩きなさいと言われますが、**総腓骨神経、脛骨神経をゆるめることでも静脈の流れをよくする効果があります。**

坐骨神経が収縮し、ふくらはぎの筋肉が収縮すると、静脈の流れが悪くなって静脈瘤ができたりしますが、血管の弁に異常がなければ、坐骨神経ストレッチで症状はよくなります。

足がむくむのも結局下肢に血液やリンパが溜まるからで、横になって足を心臓よりも高く上げておこなう坐骨神経ストレッチは、**血液とリンパの流れをよくしてむくみも解消される**効率のよい運動と言えます。

もしお医者さんに「膝の神経はどこから出ているのですか?」と聞けば、全員が「腰からです」と答えます。しかし、膝痛で病院へ行くと膝しか診られません。「腰が悪いから膝が痛くなる」とは考えられていないのです。

膝が痛ければ、まずそこを通る神経の出どころである腰椎、仙骨の歪みを確認しなければ、根本的な原因はわかりません。骨がズレることで、神経が引っ張られ、伝導異常を起こしているかもしれないのです。

たとえば、膝関節の軟部組織（半月板）が擦れて変形していると、病院では判で押したように「変形性膝関節症」という診断が下されます。変形しているから膝が痛むと言われるのですが、**半月板が変形していても痛みのない人はいくらでもいます。骨や関節の変形=痛みではありません。**

仙骨が変位すると、坐骨神経が引っ張られます。伝導異常を起こし、分岐先の膝で関節をスムーズに動かす滑液があまり出なくなります。膝関節は油切れを起こすので、半月板が擦れて炎症を起こしたり変形してくるのです。半月板の変形は滑液が出ていない結果であって、痛みの原因ではありません。**滑液が少ないから半月板が擦れて痛む**のです。

骨の歪みを矯正し、坐骨神経ストレッチによって神経伝導がよくなれば、膝の滑液も正常に出るようになります。そうすれば痛みもなくなるのです。

実際に**仙骨を元の位置に調整して坐骨神経のハリが取れたら、膝がパキパキ鳴ることもなくなります**（関節面が硬い腫れやこぶ状になって当たっている場合は別です）。

実践アドバイス

筋肉が伸びるストレッチと異なり、少しツンとした痛み、神経の伸びる感じがします。痛みを感じる手前、少しツンとする程度の気持ちいい範囲で伸ばしてください。

2 矯正する

歪み矯正のポイント

背骨コンディショニングでは、背骨を上から見て時計回りにねじれる歪みを右捻転、反時計回りにねじれる歪みを左捻転としています。仙骨の上の腰椎が右にねじれると（右捻転）、上体たおしでは左は倒れやすく、右は倒れにくくなります。倒れづらい右を多くやると、自分で腰椎の矯正ができます。

ゆるめる運動は左右で同じ回数、時間やりますが、矯正の場合は左右で回数を変えておこないます。

この運動だけで仙骨の歪みが3センチメートル戻った人もいました。仙骨が動くと主張する医師でも、独自の手技で1〜2ミリメートルしか動かせないと言われていますから、どれほどの運動効果があったかわかるでしょう。

上体たおし

……腰椎・仙腸関節・股関節をゆるめ、矯正する

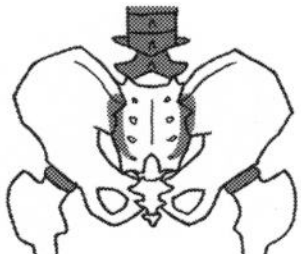

（動きは36ページ参照）

上体たおしは、腰椎、仙腸関節、股関節をゆるめ、同時に矯正もできる運動です。逆に言えば、これらが硬い人、歪んでいる人はツラく感じるかもしれません。

うつ伏せになり、両肘を揃えて立てたとき、肩に痛みのある人がいます。肘を手前に引くか、前に出すか、肩が痛くならないところに置いてください。

腰を反らして上体を立てるのがどうしてもツラい人は、タオルか薄手のクッションをおなかの下に入れましょう。上体を倒す範囲も少しにしてください。

両側とも肩が床につくのが理想ですが、痛い人は無理しないでください。これで**肩がつかなければ腰に原因があります**。肩がラクにつくようになったときに、ほとんどの人は症状が半減しています。

上体たおしも足まわしと同様、1秒で1回のペースで、右、左と身体を倒してください。

大殿筋《だいでん》（お尻の筋肉）がないと股関節とつながる大腿骨《だいたいこつ》（太ももの骨）が内旋します。ひどくなると股関節が亜脱臼することもあります。

この運動では股関節も外旋させるので、上体たおしが終わったあとは、股関節の開きがよくなります。

実践アドバイス

腰の骨がひねられている感覚で、痛みや違和感がないようにゆっくりおこないましょう。慣れてきたら肩を床につけるように徐々に倒す角度を広げていきましょう。

3 筋力アップ

筋力トレーニングのポイント

重くない不調ならゆるめる運動だけでも治ります。関東の体操教室では、ご主人のぎっくり腰を病院に行かず、ROM運動と神経ストレッチを教えて2日間で治した生徒さんもいました。

ただ、ゆるめるのはラクで効果も実感しやすいのですが、**矯正した骨の位置を維持する筋力がなければ、骨が歪んで症状が再発します。**腰痛解消には筋力トレーニングが不可欠です。

筋トレは種目、頻度、強度のどれかひとつでも誤れば、効果は激減します。

ルーの法則という有名な理論があります。「ヒトの器官や機能は、適度に使えば発達し、使わなければ退化、萎縮する」というものです。筋肉は使いすぎると再合成する時間がなくなって、最悪は肉離れ（筋断裂）を起こします。しかし、使わなければどんどん細くなります。**種目、頻度、強度が正しければ、筋肉は発達します。年齢は関係ありません。**

筋トレをやらなければ筋力は低下するだけです。すると、身体のアライメント（姿勢）が崩れ、神経が牽引されて、さまざまな症状を引き起こします。この原理は次章で詳しく説明します。

筋肉を高い出力で使うと、筋肉の成分であるミオシンとアクシンというたんぱく質の線維がちぎれて、前よりもちぎれないように太く再合成することで筋肉が大きくなります。

オールアウトと言って、筋肉をすべて使い切った状態からの疲労回復時間が身体の部位によって24時間から１００時間ほどに分かれていて、大きい部位ほど回復時間が長くかかります。

前腕、腹部、下肢の筋トレは毎日しても問題ありません。しかし、ここでご紹介するバックキックは、大殿筋（お尻の筋肉）や脊柱《せきちゅう》起立《きりつ》筋（背骨に沿ってある筋肉）などの、疲労回復に時間のかかる大きな筋肉を鍛えるトレーニングなので、**筋トレの頻度は週２回**とします。

ある程度の負荷（強度）がないと筋肉はつきませんが、これも正確な知識がなければ効果は期待できません。

筋トレで1回ギリギリ上がる重さを最大挙上《きょじょう》重量と言います。これを100％MAXとすると、大まかな目安ですが、最大挙上重量の50％MAXの負荷なら15回、75％MAXの負荷なら10回くらい続けてその動きを繰り返すことができます。

筋力をつけたければ、50％MAX以上、15回反復できないくらいの負荷を加えなければ効果はありません。**16回、17回反復してできる負荷なら効果はほぼゼロ**だと思ってください。

トレーニングのセオリーとして「意識性」のほかにも「オーバーロード」と「漸進性」の原則があります。簡単に言えば重量や内容を変えないと効果が頭打ちになるので、負荷や方法を漸次変えていきましょうというものです。

この原則に基づき、背骨コンディショニングの筋トレでは2ヵ月ごとに「基礎トレーニング」「バルクアップ（筋肉増大）トレーニング」「パワートレーニング」と、内容と負荷を変化させる筋トレ中長期プログラムを提唱しています。

基礎トレーニングでは70〜75％MAXで10回3セット。

バルクアップトレーニングでは80〜85％MAXで6〜8回を2〜3セットおこないます。69ページの図のとおり、2週ごとに力を入れる動作（ポジティブワーク）を2秒ずつ延ばしていきます。

パワートレーニングでは80〜87％MAXで1秒以内の素早い動作を5

回×5～6セットおこないます。

また、**筋トレは筋肉をつけることだけが目的ではなく、神経のトレーニング**とも言われています。鍛えている部位から脳へ「重たい」、脳から末梢には「強く動かすぞ」という刺激（インパルス）を送ることで、神経の伝導をよくする効果も期待できます。

ですから、負荷をかけている部位を意識して筋トレすることが大切です。はじめは意識しづらいかもしれませんが、意識によって効果は全く異なりますし、神経のトレーニングにもなります。

筋トレ中長期プログラム

ポジティブ	バックキックでエクササイズバンドを引っ張る動作
ネガティブ	バックキックでエクササイズバンドを元に戻す動作
キープ	筋肉が縮んだ位置で、そのままの状態を保つ

6ヵ月で1サイクルこれを繰り返す

●基礎トレーニング

最大筋力の70 ～ 75% (10回続けて繰り返せる負荷)

	ポジティブ	キープ	ネガティブ	
10週間 (2ヵ月)	2秒	3秒	2秒	10回× 3セット

●バルクアップ（筋肉増大）トレーニング

最大筋力の80 ～ 85% (6 ～ 8回続けて繰り返せる負荷)

	ポジティブ	ネガティブ	
1 ～ 2週目	4秒	2秒	6 ～ 8回 × 2 ～ 3セット
3 ～ 4週目	6秒		
5 ～ 6週目	8秒		
7 ～ 8週目	10秒		
9 ～ 10週目	12秒		

●パワートレーニング

最大筋力の80 ～ 87% (5 ～ 6回続けて繰り返せる負荷)

	ポジティブ	ネガティブ	
1 ～ 2週目	1秒	1秒	5回 × 5 ～ 6セット
3 ～ 6週目			
7 ～ 10週目			

バックキック
……仙骨を支えるお尻の筋肉を強化する

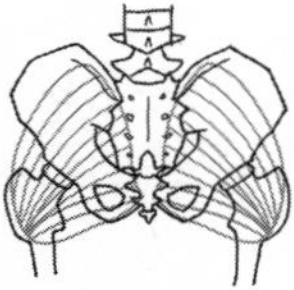

(動きは38ページ参照)

筋トレの種類は無数にありますが、**仙骨の歪みを防いで安定させる**のに最も有効なトレーニングを選ぶとすれば、バックキックになるでしょう。

おもに大殿筋、中殿筋《ちゅうでん》というお尻の筋肉と脊柱起立筋という背中の筋肉を鍛えて、**仙骨を支えます。**さらに、**股関節のズレ（内旋・亜脱臼）を矯正、安定させる効果**が期待できます。

バックキックにはエクササイズバンドを使います。自分のトレーニングレベルにあったものを選び、巻数や長さを調節して強度を調整します。

筋トレ中長期プログラムに基づいて筋トレするのがいいのですが、きつければ最初は回数やセット数を減らしてもかまいません。

週に2回の運動です。月曜日と木曜日にするなど2日間は間隔を空けてください。

2ヵ月経ったらバルクアップトレーニングです。バンドの強度が足りなければ、巻数を増やすか短くして負荷を高めましょう。

最後の2ヵ月はパワートレーニングです。

セット間のストレッチと週のトレーニング頻度は、基礎トレーニングからパワートレーニングまで同じです。

この1サイクルで半年間です。慢性のきつい腰痛をもっている人だったら、1サイクルを2回（1年間）続けると仙骨の支えがきくようになります。体重の25％の重りを付けてバックキックを10回3セットこなせるようになったら、大体の腰痛からは解放されます。

たとえば、体重50キロの女性なら12・5キロの重りをバックキックで上げることになるので結構な負荷です。

この話をすると「そんな重いもの上げられません」と言われるのですが、階段をトントンと早めに上ると、瞬間的に片足には体重の2倍近くが加重されます。そこで支える力が足りないと、仙骨がズレます。

体重の25％の重りを付けてバックキックが10回3セットできる人で、

きつい腰痛持ちの人を見たことがありません。
ただし、きつい肉体労働やスポーツといった、高い負荷のかかることをする人は例外です。

先日、腰痛で離職する人が多いため、老人ホームのスタッフ向けに健康指導を頼まれました。そこでは「1人の身体を支えるのに、体重の25%の重りを付けてバックキックを10回3セットできる筋力が必要です。介護でもう1人を支えるなら、体重の50%相当の重りを上げられるようにならなければいけません」という話をしました。
これにはアスリート並のトレーニングが求められるため、筋力不足で腰を痛め、辞めざるをえない方が多いのです。

負荷と症状は一致します。普段のパフォーマンスに見合った筋力が必要です。前述の筋トレ中長期プログラムは、プロのスポーツ選手にも通用する内容ですから、根気よく継続していきましょう。

よく「バックキックより手軽にできるトレーニングはありませんか?」と聞かれます。理屈はわかったが、きついというのです。

「スクワットでも大殿筋がつくと聞いたのですが……」ともよく言われます。スクワットは主動筋が大腿四頭筋《だいたいしとう》（上太ももの筋肉）で、低重量では大殿筋を鍛えられません。

仙骨で上半身を支えるには大殿筋の筋力が必要なのです。スクワットの動きで鍛えようと思ったら、自分の体重と同じ重さのバーベルを持つくらい高い負荷が求められます。

ほかにもヒップリフトやレッグプレスといった方法もありますが、スクワットと同じもしくはそれ以上の負荷が必要で、普段運動していない人には、関節を壊す可能性が高くお勧めできません。

消去法で残ったトレーニングがバックキックです。これで「きつい」と言われてしまうと、ほかに手立てがありません。

また、疲れが溜まっていたり、身体が不調なときには、同じ負荷でも足が上がらなくなります。そういうときは1セットやってみて、あまりにも調子が悪ければ2セット目は軽めにやるか、控えましょう。身体と相談しながら取り組んでください。

札幌に住む80代の女性は、庭いじりなどをしていて腰が痛くなると、10キログラムの米袋を足に括りつけてバックキックをおこなっています。

すると腰痛が治るそうです。

痛みがある人も、痛いからやらないではなく、1セットを軽めにやってみて、調子がよさそうなら2セット、3セットと少しずつ負荷を上げながらやってみてください。

靭帯が固まっていたり、筋力の弱い人は、筋トレがきっかけで痛みが出ることがあります。骨がズレることもあります。

ただし、そういう方は筋トレをやってもやらなくても、いずれ日常生活の動作で同様の症状が起こったでしょう。私1人でも延べ5万人以上を矯正してきましたが、**痛みが出ている人も、筋トレを少しでも続けることで痛みが治まっていくことがわかりました。**

痛みが出たり、増すようなら軽めにするか、回数を減らしたとしても、少しはやってみてください。やめてしまうと、筋肉はたちまち衰えていきます。症状もよくなりません。

トレーニングを続けるコツ

トレーニングを続けるコツは、燃えるゴミを捨てる日はジムへ行く、月曜日のお風呂上がりにやるなど、**筋トレする日時を決める**ことです。朝昼晩いつの時間帯でもかまいません。「時間が余ったらトレーニングする」では続きません。スケジューリングして、トレーニングを終わらせなければ次の行動をしないと覚悟を決めることです。

3ヵ月続けば1年続き、1年続けば3年続き、3年続けば習慣になります。そのときには身体が運動を要求し、筋トレしないと気持ち悪くなるほどです。

男性は、次章で説明する背骨コンディショニングの効果、筋トレの有用性が理屈でわかると、比較的続けやすいようです。

「毎週出張があって、夜は12時に寝る生活で朝も早い。忙しくてトレーニングをする暇がありません」と忙しさを訴える人もいます。

バックキックだけなら、ストレッチを入れても15分とかかりません。夜12時15分に寝るか、朝15分早く起きてやるという意識をもつことです。

私も毎週出張があって（3～5日に一度、年に100回飛行機に乗ります）、朝9時から夜8時半まで矯正して、合間に背骨コンディショニング協会と自分の会社の仕事をし、2週に1度ですが教会で奉仕活動をさせていただいています。

早朝なら仕事が入ることが少ないので、日曜日以外の早朝は欠かさずトレーニングをおこないます。週3回の筋トレと週3回の有酸素運動です。ROM運動は毎朝起きがけにベッドの上でおこないます。

筋トレはバックキックを含めて8種目おこなうので、60～90分くらいかかります。筋肉の疲労具合をみて、有酸素運動に切り換えるときもありますが、30年以上続けています。

時間をつくれるかどうかは、要するに優先順位の問題です。

筋トレは万人がやるべき運動

私は、仕事ができる健康な身体を与えてくれている神様に感謝しています。その大切な身体を賢くメンテナンスするのは当然です。

筋トレは確かに「筋肉痛になる」「すぐに効果が出ない」「頭も使う」と、続けるのには根気がいります。しかし、**やらなければ筋肉は落ちるだけです。**

そればかりか、いずれは骨を支えられなくなり、神経の伝導異常によってなんらかの症状が出る人がほとんどです。**今痛みのない人でも将来のために筋トレするのが賢明な選択でしょう。**

電化製品のなかった時代の人は水を汲み、薪を割って、自然と筋力を使う生活を送っていました。現在ではそうした場面はほとんどありません。日常生活で筋力負荷が減った分、努力して補う必要があります。

筋トレは万人がやるべき運動です。筋力がないから仙骨、背骨が変位してその部分が固まる。引っ張られた神経が伝導異常を起こす。最初の原因は筋肉です。実際、十分に大殿筋のある人は、神経の伝導異常による症状は出ません。

この仕事をしていると「もうちょっと筋力があれば、こんなに痛みで苦しむことはなかったのに」という人に毎日会います。

中には、腰痛で仕事を失った方や重篤な症状になった方、寝たきりになってしまった方もいます。

矯正のたびに筋トレの重要性を実感します。健康がすべてではありませんが、健康を失うことで人生のすべてを失うことがあります。

運動履歴

筋肉は、トレーニングした期間の半分何もしないとなくなるとよく言われます。10年間トレーニングしていた人が、5年間何もしないと元に戻ってしまうということです。

途中で少しやればある程度は維持されますが、「私は昔、運動系の部活に入っていたので筋力はあります」という方も、中学生と高校生のときに5年間部活動をしていただけで、大学時代は何も運動をしていなければ、当時のトレーニング効果はゼロになっています。

社会人になってからもテニススクールに通っているとか、仕事柄、重たいものを扱っていたとか、習慣的に階段は1段飛ばしで上り下りしているなど、運動期間が長く、強度が高いほど筋力は維持されます。

これまでどんな運動をしてきたか、それは効果的なものだったか、途中で維持することをやっていたかというのが**運動履歴**です。

今の身体には、脂肪がたくさんついていませんか？　背中は丸まっていませんか？　筋肉に柔軟性はありますか？

あなたの身体の状態は、過去におこなってきた運動履歴によってつくられています。もちろん、食生活も影響しますが、効果的な運動を長く継続的におこなっていれば正しいアライメント（姿勢）になります。背骨も歪みにくいのです。

ロック・ミュージシャンのミック・ジャガーはどんなに夜遅くまで飲んで遊んでも、翌日の朝は必ずトレーニングをするそうです。だから70歳を過ぎてもライブで歌って走れるのでしょう。

ただし筋トレのやりすぎもよくありません。以前クライアント１００人にアンケートを取ったことがあります。２人だけ筋トレのやりすぎでしびれが出ていたり、歩くのもツラいという人がいました。

聞けば1人は毎日筋トレをおこなっており、もう1人はジムでオーバートレーニングだったうえに、私に言われた筋トレを加えていたと言います。それはただ筋肉をいじめているだけです。2人は筋トレのしすぎで神経まで傷めていました。

筋肉の再合成時間を無視して中毒のように筋トレをしていると、筋肉が破壊され続けて萎縮します。度合いによって筋違い、肉離れと言われる状態になります。

最悪は重度の筋断裂を引き起こします。ベンチプレスのやりすぎで大胸筋がカパッと割れている人の写真を見たことがありますが、そこまでになると手術を要します。

さて、ここまで背骨コンディショニングの各ポイントについて述べてきました。本章の最後に、背骨コンディショニングは普段どこでどのようにおこなわれているのかについても、簡単に触れておきます。

背骨コンディショニングは通常、体操教室と背骨矯正という2つに分かれておこなわれます。

体操教室は全国のスポーツクラブ、地区センター、中には個人宅の空きスペースなど約126ヵ所でおこなわれており（2014年7月現在）、開催場所は年々増えています。プログラムは1回40～90分まで幅広くあります。

体操教室では、ペアになって相手のアライメント（姿勢）、股関節と坐骨神経の硬さをチェックします。

その後、自分自身でも検査して、ROM運動、神経ストレッチ、筋力トレーニングをおこない、最後にどの程度姿勢が整い、股関節と坐骨神経がやわらかくなり、痛みが緩和されたかを確認して終わります。

背骨矯正は全国41ヵ所でおこなっています（2014年7月現在）。私の場合、札幌以外は矯正前にインストラクターがついて、ROM運動を20～30分おこなったあと、背骨のチェックと骨の歪みによる神経の痛みを検査します。

その後、矯正をします。10分程度でほぼ全身の関節・背骨の歪みを、強い力を使わず一つひとつ調整していきます。矯正後はふたたび神経の痛みチェックをして、効果を実感していただきます。

第2章

なぜ背骨コンディショニングがいいのか?

神経牽引説

脊髄《せきずい》から出る神経を脊髄神経と言います。この神経は90ページの図のように、背骨の頸椎《けいつい》（1番～7番）、胸椎《きょうつい》（1番～12番）、腰椎《ようつい》（1番～5番）から出て、分岐したり、交感神経と連絡する神経（交通枝）でつながったりしながら、全身へ広がっていきます。

同じく90ページ下の図は背骨を上から見た断面図ですが、脊髄神経は腹側に向かってVの字になっているので、背骨の骨（椎骨）が腹側にズレるとたるみ、背側にズレると引っ張られて過緊張状態になります。

同じように椎骨が右にズレる（右変位）と左側が、右捻転だと右側の脊髄神経が引っ張られて過緊張を起こします。

たとえば、頸椎の7番と胸椎の1番からは尺骨《しゃっこつ》神経といって小指と薬指までつながる神経が出ています。

3センチメートルここがズレて尺骨神経が引っ張られると、小指と薬指の先でも神経が3センチメートル足りなくなります。

引っ張られた神経は過緊張の状態になり、伝導異常を起こします。それに伴い、神経が通っている周りにある筋肉や血管が硬くなり、ハリやつっぱり感が出たり、指の関節の滑液が出にくくなって指の関節が動きにくくなったり、擦れて変形します。

神経が引っ張られて伝導異常を起こすから、さまざまな痛みや症状が出る。これが神経牽引説です。

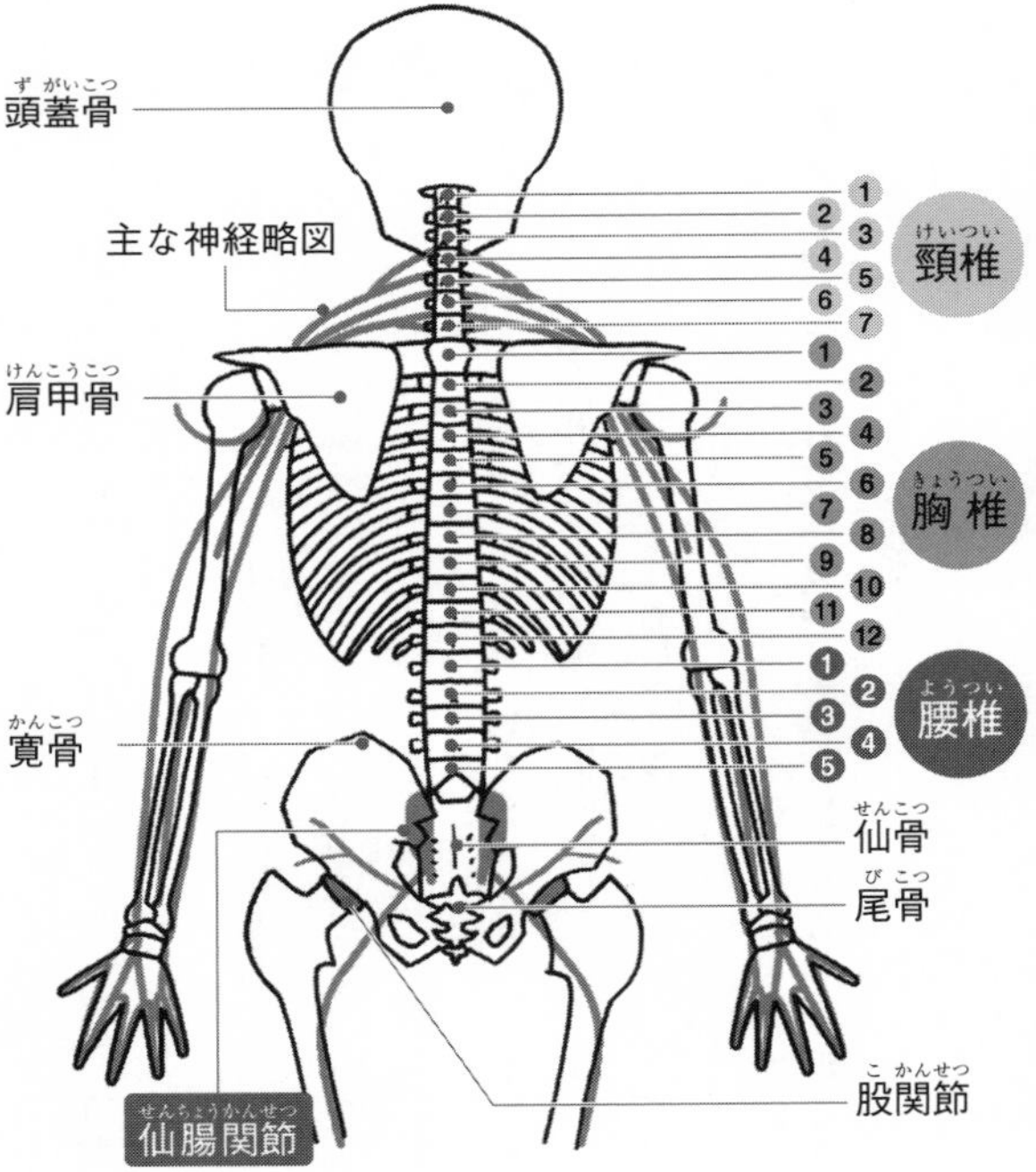
頭蓋骨《ずがいこつ》
主な神経略図
肩甲骨《けんこうこつ》
寛骨《かんこつ》
仙腸関節《せんちょうかんせつ》
1
2
3
4
5
6
7
頸椎《けいつい》
1
2
3
4
5
6
7
8
9
10
11
12
胸椎《きょうつい》
1
2
3
4
5
腰椎《ようつい》
仙骨《せんこつ》
尾骨《びこつ》
股関節《こかんせつ》

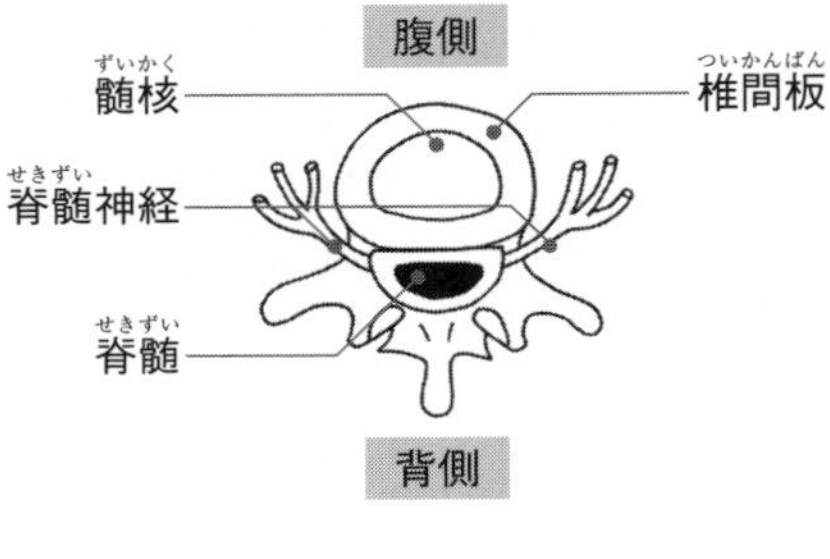
腹側
髄核《ずいかく》
椎間板《ついかんばん》
脊髄神経《せきずいしんけい》
脊髄《せきずい》
背側

現代医学では、神経が圧迫されるとなんらかの症状が出ると言われています。代表的な例が椎間板ヘルニアです。

第4章で詳しく述べますが、椎間板ヘルニアとは、前ページ下図の椎骨と椎骨の間にある椎間板というクッションの中身（髄核）が飛び出した状態のことです。これが脊髄神経を圧迫し、痛みが出ると言われています。

一般的には神経が圧迫されることで、症状が出るとされ、これを神経圧迫説と呼びます。ただし、実際には**ヘルニアが出て神経を圧迫していても症状が全く出ていない**場合や、**ヘルニアで神経を圧迫している反対側に症状が出る**ケースも多数確認されています。

最近では各方面でヘルニアと痛みの関連性を疑問視する声が上がっています。

また、**椎間板ヘルニア、脊柱管狭窄症《せきちゅうかんきょうさくしょう》、すべり症などの手術をおこない、神経圧迫を解消したものの、同じ症状に悩まされる**人もいます。

これらのことから神経圧迫説では痛み、症状の原因を説明できないと言えます。

背骨コンディショニングでは、**ヘルニアの有無にかかわらず、骨の歪みによって神経が引っ張られて痛みが出る**と考えています。

実際にヘルニアになっていてもいなくても、矯正で神経の過緊張を取り除くと、多くの方が症状を克服されていきます。

仙骨の役割

仙骨は上半身と下半身をつなぐ唯一の骨です。坐骨神経は仙骨から出ていると述べましたが、ほかにも婦人科系（男性なら前立腺）の神経が仙骨から出ています。

身体の要と言えるこの仙骨がズレると、その上の背骨も歪み、神経が引っ張られて伝導異常を起こすので、さまざまな症状が現れます。

下図は人体を後ろから見たイメージです。仙骨が左側に傾くと（左斜転）、腰椎も左に変位します。

こうなると、右の坐骨神経が左側に引っ張られることになります。この神経は右足のつま先までつながっているので、右足先の神経がその分引っ張られて過緊張を起こしていると考えます。

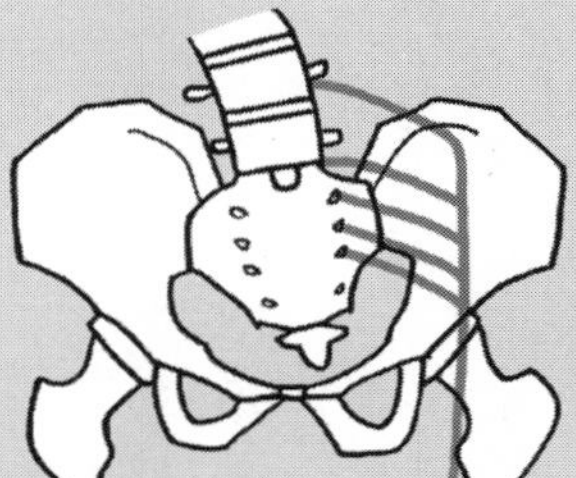

仙骨が左にズレた分、右の坐骨神経が引っ張られる

ちょっとした仙骨の変位なら痛みはなく、だるさだけ感じることもあります。

短期間に3〜4センチメートルもズレると、立てないほどの激痛になりますが、たとえば1年に2ミリメートルずつゆっくり歪んだ場合は激痛にならず、慢性の痛みやしびれ、鈍麻になっていることもあります。

いずれにしても適切な処置をしていないと症状は悪化します。

なぜ仙骨はズレてしまうのか？

それではなぜ仙骨がズレてしまうのかを考えてみましょう。

骨格標本を想像してみてください。フックから外すとクシャッと崩れます。**骨が支えられて立っていられるのは筋肉のおかげです。**

仙骨の場合は、お尻の筋肉である大殿筋や背骨を支えるための多裂筋・脊柱起立筋（棘筋《きょくきん》、最長筋《さいちょう》、腸肋筋《ちょうろく》）が少ないと後ろにズレます。

骨盤は2つの寛骨《かん》、仙骨、尾骨の3つで形成されています。

寛骨は前下部を恥骨、後下部で座るときにあたる部分を坐骨、上半部の翼状に張り出している部分の腸骨の3つが融合してひとつの骨となって形成されています。

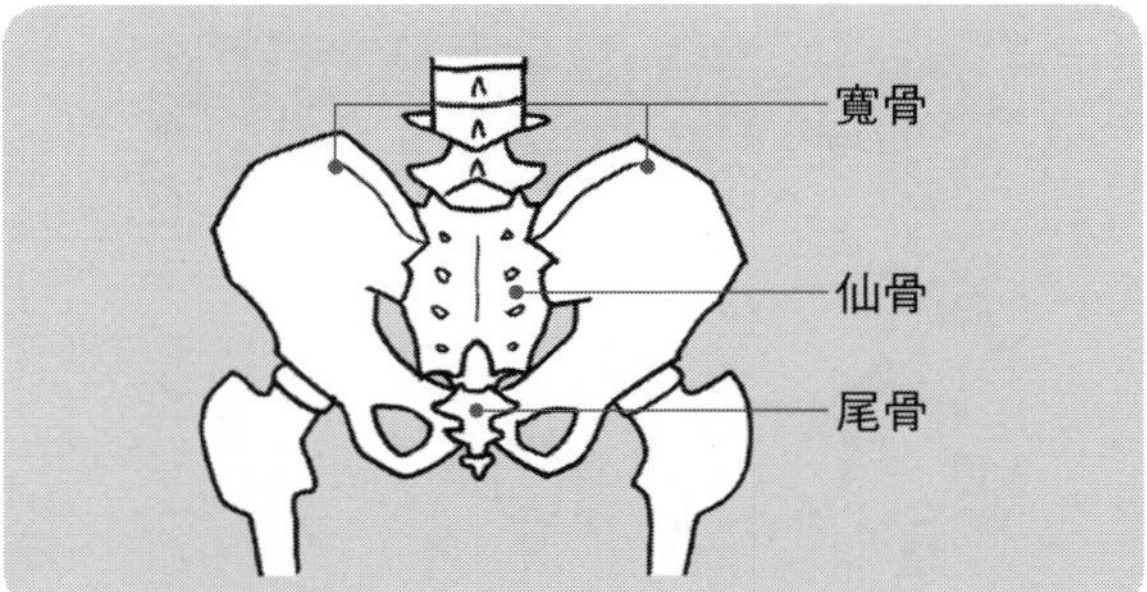

仙骨は腸骨との角度から後ろにしか出ないような構造になっています。現代医学ではミリ単位でしか動かないと言われますが、10分足らずで斜転と後方のズレが合わせて4センチメートルほど矯正されたり、後方のみで5センチメートルの変位が矯正された人もいました。

次ページの図は矯正前後の写真です。この方は歩くのもツラいほど痛みが出ていましたが、仙骨をはめると腰痛は消えました。仙骨の歪みとそれに伴う腰椎のズレがどれほど出ていたかがわかります。

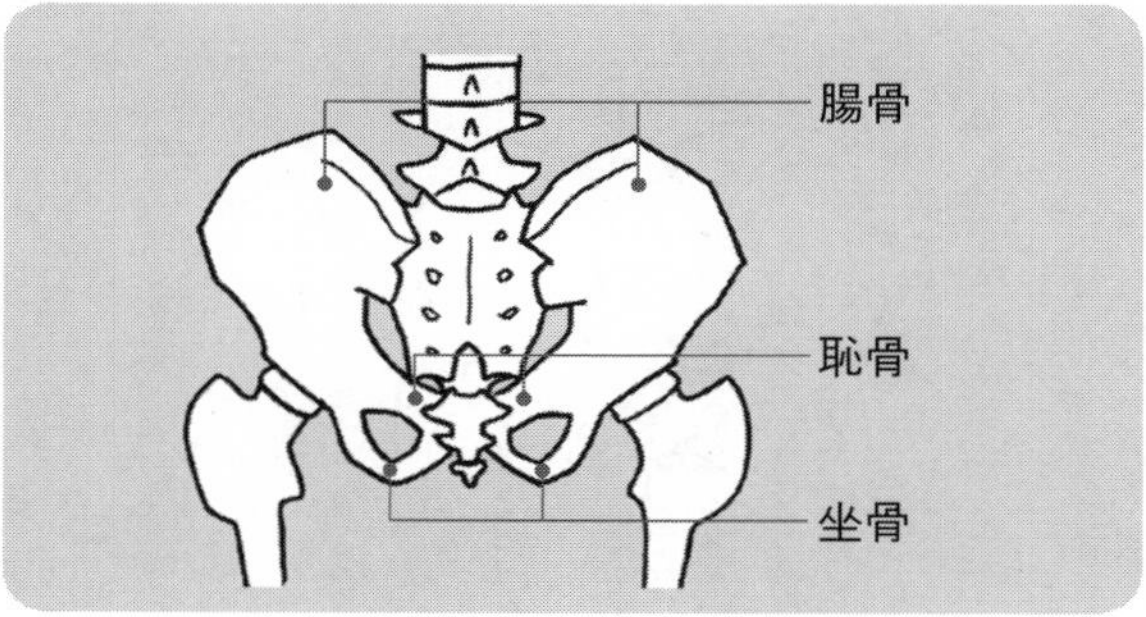

過去に1人だけ仙骨が前にズレている人がいました。聞けばペルーで列車事故に遭われたと言います。ズレているというより事故による衝撃で陥没している状態でしたが、腰痛はないということでした。痛みがないのは、神経が引っ張られていないからです。

また、腹筋が強すぎると腹腔内圧（腹圧）が強くなり仙骨を後方に押す形になります。大殿筋がものすごくあるのに、異常な腹筋の

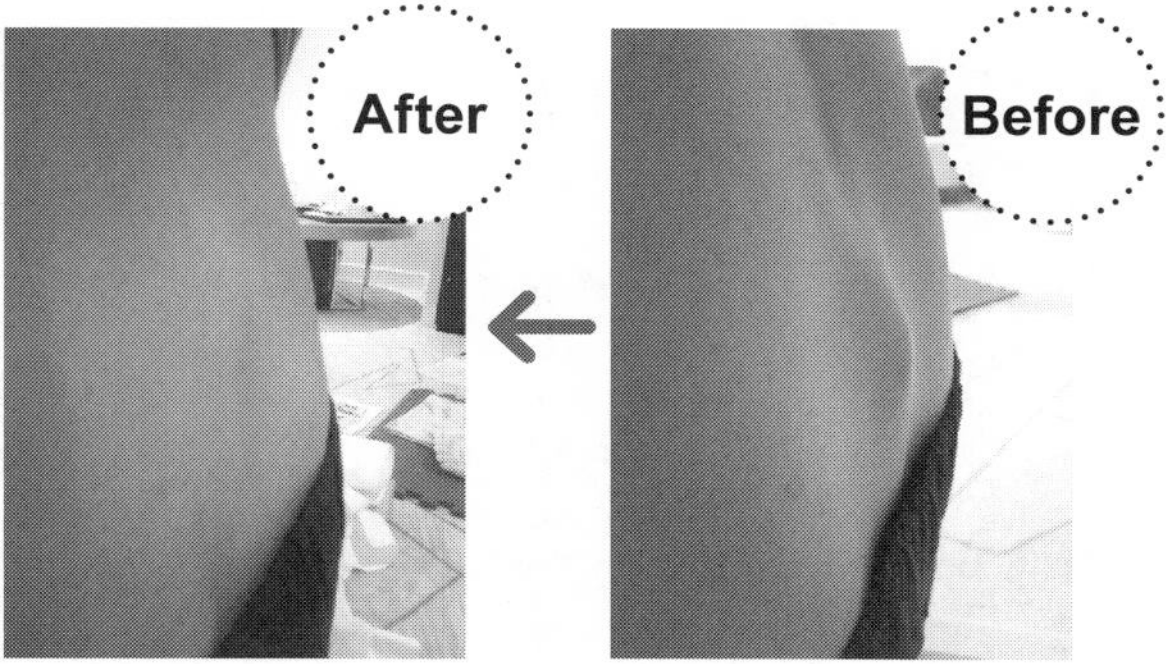

歩けないほど痛みの出ていた仙骨・腰椎のズレが
1回の矯正で解消

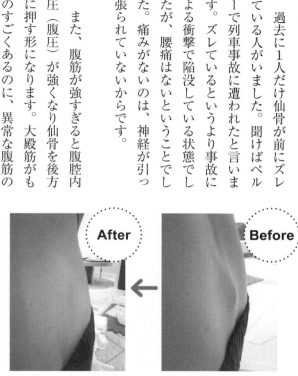

強さでひどい腰痛持ちの女性が矯正にいらっしゃいました。

ぎっくり腰は洗面所で顔を洗おうと前かがみになったり、くしゃみをした瞬間になったりしますが、これは腹圧が強くなるからです。腹圧が一気に強くなって、仙骨を後ろに変位させます。

ただし、くしゃみはあくまでもきっかけであって、それまでの日常生活から仙骨が歪む限界まできていて、最後のひと押しがくしゃみだったのです。

[代償 その1] 側弯《そくわん》(背骨が横に曲がる)

次ページの図のように仙骨が大きく左に傾くと(左斜転)、その上の腰椎も左に変位し、バランスを取るために今度は腰椎の上の胸椎が右に側弯してバランスを取り、背骨がSの字のように曲がってしまうことがあります。このように仙骨がズレたことで、ほかの部位が歪んでしまうことを仙骨の代償姿勢（動作）と呼んでいます。

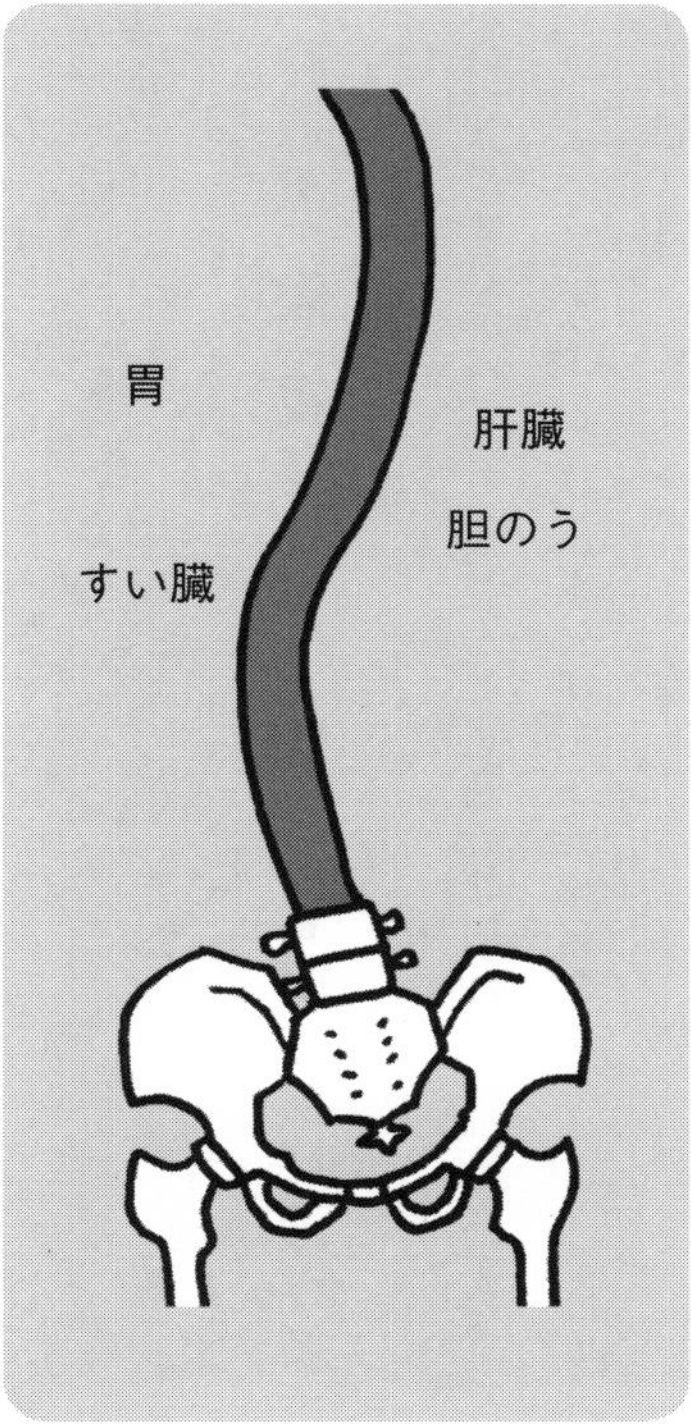

胸椎の右側には肝臓と胆のう、左側には胃、すい臓があり、それぞれ胸椎からの神経がつながっています。胸椎の歪みによる神経の伝導異常は、内臓の症状にも深く関わります。

[代償その2]姿勢不良・猫背(背骨が縦に曲がる)

背骨はまっすぐではありません。正常な状態だと腰椎は前弯《ぜんわん》していま す。バランスを取るために胸椎は後弯《こうわん》、頸椎は前弯しているのが正しい背骨の状態です。

仙骨が後方に変位すると、腰椎の前弯はなくなります。反りが少ない分、胸椎は後弯しないとバランスが取れないので、代償動作を起こして後方にズレて、背中が丸くなり、いわゆる猫背になります。頭も前になり、頭を支えようとここでも代償動作が働いて、頸椎の1番や7番が後方にズレます。

機能解剖学でいう理想の姿勢とは、次ページの図のように耳介《じかい》、肩峰《けんぽう》、大転子《だいてんし》、膝のラインがくるぶしの前で直線になっている状態です。

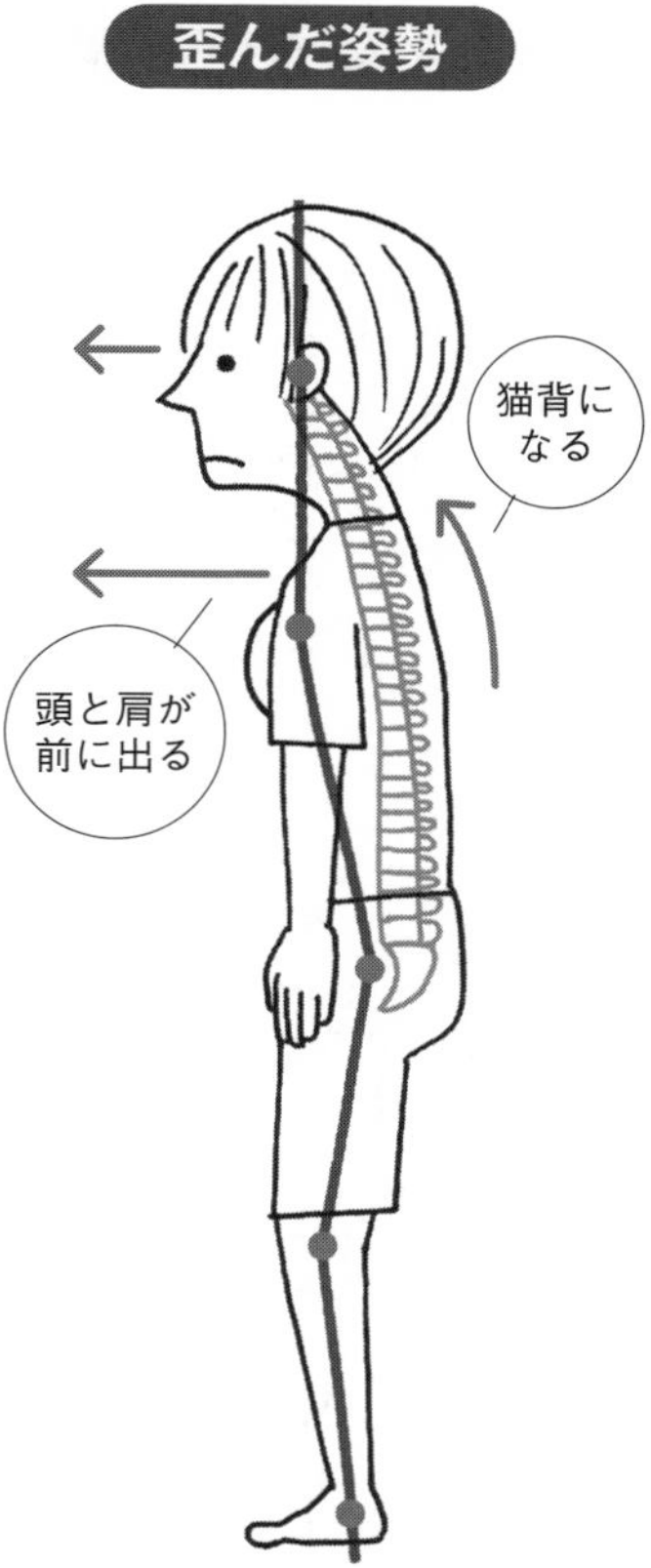

ただし、背骨コンディショニングでは胸骨（鎖骨のついている骨）と頸椎の7番の中間より少し胸椎側に肩峰がくるのを理想としています。肩の巻き込みがある人が結構たくさんいるので、丸まった肩峰に耳介が合っていても正しい姿勢にならないからです。

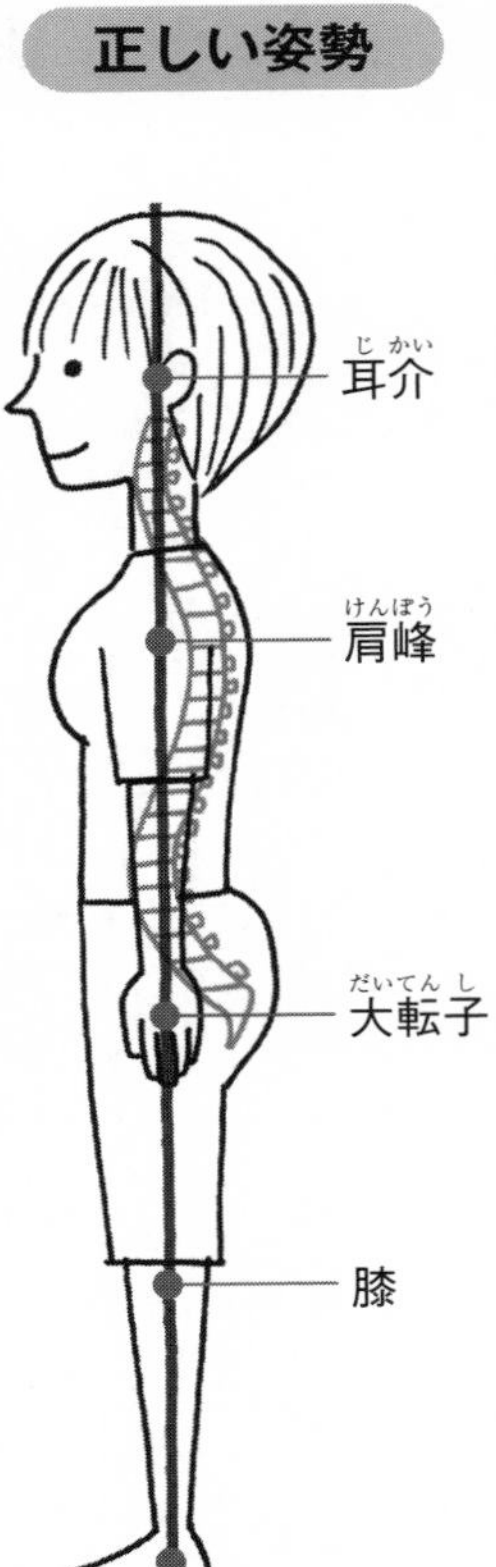

内臓の機能低下

側弯の話で少し触れましたが、仙骨のズレは内臓の機能低下を引き起こします。

脊髄神経は背骨から出て前枝と後枝に分かれ、交通枝という神経と神経を連絡する枝を通って全身に分布しています。

たとえば腰椎の4～5番の前枝は大腸、後枝は坐骨神経。胸椎の6～8番の右側だったら肝臓や胆のう、左側なら胃、すい臓につながっています。

仙骨が後方に変位すれば、代償姿勢で腰椎の前弯がなくなり、バランスを取るために胸椎が後弯するので神経が引っ張られます。

神経が過緊張すると、筋肉だけではなく周りの組織全体が硬くなるため、内臓壁も硬くなって臓器の機能が低下します。

内臓壁が硬い人は触ってみれば明らかです。簡単な検査でわかります。拳で左右の肋骨を軽く叩いてみましょう。

右側が痛い場合は肝臓か胆のうに、

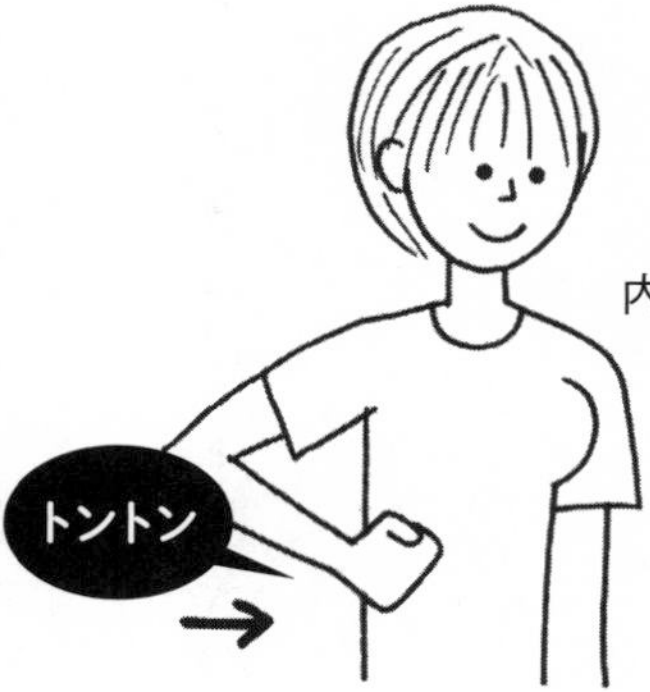

内臓壁の検査

左側なら胃、すい臓につながる神経が胸椎の6~8番のズレによって伝導異常を起こしています。

内臓疾患を抱えている方から、矯正をした翌日には血液データがよくなっているという報告をたくさんいただきます。

第3章

背骨コンディショニングで症状を治した人たち

母乳が出ない、重度のつわりが一度に解消（20代・女性）

札幌に、とにかくつわりがひどいので何も食べられない、水さえ嫌だという妊婦さんがいました。何週間もその状態が続いているので、栄養失調でおなかの子に悪影響が出ないか心配されていました。

先に述べたように、胸椎の6～8番の左側から胃のほうにのびていく神経があります。

この方は胸椎の6番が右側に変位していました。矯正すると、その日の夕方にはジンギスカンの食べ放題に行けるほど食欲が戻りました。

つわりがひどい妊婦さんは例外なく胸椎の6番、7番に歪みが出ています。元に戻したときに調子がよくなって、またズレるとつわりがひどくなって矯正に来るという方もいます。

妊婦さんは、おなかに負担がかからないようにうつ伏せではなく、横向きになって軽めに矯正していきます。

また、**胸椎の6番は母乳の出にも関係しています。**胸椎の6番から出る脊髄神経は肋骨のあいだを通るので肋間神経とも言われていますが、前枝は交感神経幹に交差しながら乳腺のほうへ伸びています。

胸椎の6番を元の位置に戻すと脊髄神経の過緊張が解消されて、副次的に交感神経への神経伝導もよくなり、母乳が出るようになると考えられます。

母乳が出ないとき、看護師の方がよく乳腺のあたりをマッサージするのは、神経の伝導異常で硬くなった組織をほぐしているのでしょう。

脊髄神経をゆるめると、枝分かれしている神経のどこまで影響があり、どれほど神経の伝導がよくなるのか正確に測定することは困難ですが、母乳の出ない妊婦さんは例外なく胸椎の6番、7番が歪んでいて、矯正で元の位置に戻すと症状が改善します。

10年間行けなかったゴルフを再開
（90代・男性）

1年間ほど背骨コンディショニングに通い続けて、10年間行けなかったゴルフを再開した90歳の男性がいます。

東京の矯正会場にお越しになられた方で、首と腰の関節が癒着し回せなくなっていました。背骨コンディショニングの説明をしても「やりたくねえ」と斜に構えていましたが、矯正後になんとなく首が軽くなったと言って、月に1回のペースで通うようになりました。

首の痛みを訴える人のパターンとして、頸椎の1番や7番が後方にズレていることが多くあります。

何度も述べてきたように仙骨が後方に変位した代償として猫背になる。前に出た頭を支えようとして頸椎の7番が後方にズレ、あまりに後ろに出ると上を向けなくなります。

また頸椎の2番は軸椎とも言われ、ほかの椎骨と形が異なります。上半分に歯状突起《しじょうとっき》という大きな突起があり、その上に頸椎の1番が乗っていて、そこを中心に首を左右に回すことができるのです。

このため、**頸椎の1番は左右のねじれが起こりやすく、2番自体も捻転、またつられるように3番も連鎖していることがよくあります。**この捻転がきついと、たとえば右に捻転すると右には首が回るけど左は向けないという状態になります。

この方は、ズレた状態で固まってしまっていたので「こんなに硬かったら矯正もできませんよ」と伝えました。「じゃ、やってみるか」と少しずつセルフケアを始めていきました。

男性は、とくに自分がいいと実感したものはとても素直に取り入れてくれます。照れくさくて陰で努力していることを言わない人もいますが、矯正のたびにしっかり運動しているかどうかはわかります。

この方には足まわしだけではなく、首のＲＯＭ運動、腰の体操も教えて、どんどん調子がよくなっていきました。

インストラクターに教えてもらった運動を家でやってみたら、少しよくなる。新しい運動を教わる、やってみる。この繰り返しで、だんだん動くようになりました。

1年ほど経ったある日「身体が動くようになったから、この前ラウンド行けたよ」と、10年振りにゴルフができるようになったと笑顔で話してくれました。

たった2回の矯正で車いすが不要に（40代・男性）

札幌在住の40代男性は趣味の草野球で転倒し、車いすに乗って矯正に来られました。

痛みの元を辿っていくと、ほんの数ミリメートルですが骨がズレていました。普通は坐骨神経が3センチメートルほど引っ張られると、歩けないぐらいの痛みが出ます。ほんとうにわずかな骨の歪みしかなかったので、「ほんとうに痛いですか？」と、質問し返すほどでした。

この方は生まれつき神経が硬く、ほんの少しのズレが大きな症状となって現れたのです。

神経も血管と同様に加齢によって硬くなります。神経の柔軟性は人によっても、部位によっても異なります。この男性は私が見た中でも極めて神経が硬い人でした。

ただこのときは、長い時間をかけて神経が過緊張し関節が癒着したわけではなく、突発的なアクシデントによる関節のズレだったので、2回の矯正で問題なく野球ができるようになりました。その後は、ご自身の神経の硬さを自覚して、骨が歪まないように一生懸命、神経ストレッチと筋トレを続けられています。

赤ん坊のときは誰でも神経はやわらかいのですが、それでも生まれつきの差はあります。

ちょっと転んで仙骨がほんの少しズレただけで歩けなくなる人もいれ

ば、全く症状が出ない人もいるのは、神経の柔軟性が人それぞれ異なるからです。

ただ、年齢を経ると神経は硬くなるので、ROM運動、神経ストレッチ、骨を歪ませない筋力が大切で、やはり運動履歴がものを言います。

筋肉量が足りず腰痛になった現役の競輪選手（20代・男性）

東京の矯正会場に20代半ばのプロ競輪選手2名が、歩くのもギリギリといった様子で来られました。

背骨コンディショニングの理論をひととおり説明し、大殿筋の足りないことが仙骨のズレにつながっていると話すと、「いや、僕たちはいつも自転車に乗ってトレーニングしていますから筋肉はあります」とおっしゃられました。

確かに大腿四頭筋が発達していて、女性の胴回りくらいある太ももをしていましたが、大殿筋は弱くて腰痛を引き起こしていました。

さらに競輪場を自転車で回るのに、同じ方向にばかり重心をかけるようで、そのまま仙骨が傾いて後ろに出ていました。

大殿筋が弱いといっても、普通の人よりは筋力があるはずです。ところが、自転車に乗るときは、仙骨を突き出すように背中を丸めて、いつも同じ方向に傾いて漕いでいたので、仙骨には過剰な負荷がかかっていたのでしょう。それに耐えられるだけの大殿筋はついていませんでした。

自転車のペダリングは、大殿筋を鍛えるトレーニングとしての負荷は弱いのです。

2人は突然歩けなくなったと言います。いきなり症状が出た人は「何月何日の何時ごろから歩けなくなった」もしくは「くしゃみをしたらぎっくり腰になった」と訴えます。

しかし、実際は症状が出る一歩手前まできていたのです。たとえば仙骨が3センチメートル近く変位していて、くしゃみや重いものを持っておなかに力が入ったり、仙骨が出るお辞儀などの動作をしたことがきっかけで、許容範囲を超えてしまうのです。

この競輪選手たちも、バックキックを続けてもらい、大殿筋がついたら症状が出なくなりました。

歩行困難がすっきり解消　（50代・女性）

5年前から急に足を引きずって歩くようになり、寝返りも打てなくなって、ベッドの端に掴まってようやく身体を動かせるという歩行困難の女性がいらっしゃいました。

整形外科に行ったところ脊柱管狭窄症、変形性股関節症と診断され、もう少し悪化したら手術が必要になると言います。治療は点滴を10回受けたのちに薬を服用するのみ。

その方は別の病気もあって、医者から運動するように指導されて、スポーツクラブへ通うことにしました。そこで背骨コンディショニングと出会ったのです。最初は病院と並行して通い始めました。

仙骨が後ろにズレて腸骨が内旋し、股関節も内側に巻かれて、一部分だけあたりが強くなり、股関節が変形してしまった症状でした。同様の症状で、人工股関節に換える手術をして、改善しないどころか死亡を含む深刻な後遺症に悩まされる方は少なくありません。

人工股関節の全置換手術では、**神経損傷**（初回手術で0・7~3・5%の発現率）、**血管損傷**（0・2~0・3%とリスクは低いが、切断肢や生命の危険も伴う）に加えて、**血栓塞栓症**《けっせんかんせんしょう》（多く見られる重篤な合併症。術後死亡の50%以上を占める）などの合併症が早期に発現するリスクがあります。

ほかにも**感染症**（発現率約1％。糖尿病、関節リウマチ、敗血症など）、**脱臼**（発現率約3％）なども起こる可能性があります。

良好な状態を保っていても、年数が経過すると、人工股関節の接合部で**骨が溶解する**（4～7年で8～56％の発現率）こともあります。

この女性は月に2回背骨コンディショニングの矯正とそのスポーツクラブでおこなわれている背骨コンディショニングの体操教室に参加し、加えて週に1回は背骨コンディショニングのトレーナーを付けて運動をおこない、家でも週に1度自主的に筋トレ・体操をしていました。

通常この頻度であれば、どれほどひどい股関節痛でも1年半もするとかなり改善されるのですが、この方の場合、よくなるまでには2年半かかりました。これは生まれつきの筋肉の質が関係しています。

筋肉は単収縮の性質および代謝の相違によって分類すると、ＳＯ線維、ＦＧ線維、ＦＯＧ線維に分けられます。

ＳＯ線維（Slow Oxidative Fiber）は遅筋線維で収縮速度が遅く、持久力にすぐれています。

ＦＧ線維（Fast Glycolytic Fiber）は速筋線維で、収縮速度が速く、発揮する筋力も大きいのですが、疲労しやすいのです。

ＦＯＧ線維（Fast Oxidative Glycolytic Fiber）はＦＧ線維とＳＯ線維の両方の特性を併せもち、収縮速度も速く、持久力もあります。


ＳＯ線維は持久力にはいいのですが、支える力はあまり強くなりません。ＦＧ線維は骨を支えるのにもってこいで、同じ運動をした場合ＦＧ線維が多い人は、ＳＯ線維が多い人より筋肉がつきやすくなります。

この方はSO線維の比率が高く、筋肉がつきにくい体質だったのです。私が月に500人ほど矯正する中でもトップ5に入るほど筋肉がつきづらかったので、続けるのは大変でした。

手術をしたくないということで通い続けてくださったのですが、矯正で効果は実感するものの筋トレを怠ってしまい、症状が少しよくなってもまた元に戻ってしまうことが何度もありました。

「いつでもできる」では結局やらないので、スポーツクラブへ行く曜日を決めて、背骨コンディショニングの予約も入れて、その日はほかの予定は入れない工夫をされました。

風邪のときや症状がツラいときには、ゆるめ運動や筋トレはしませんでしたが、少しずつ続けました。

写真を見ていただければわかるとおり、股関節の開きが改善されています。ゆるめ運動、神経ストレッチ、上体たおしを根気よく続けて、あぐらまでかけるようになったと言います。

以前は寒くなっただけで痛みが出たものの、いまでは無理して歩きすぎなければ全く痛みはないそうです。念願だった海外旅行にも行けるようになりました。

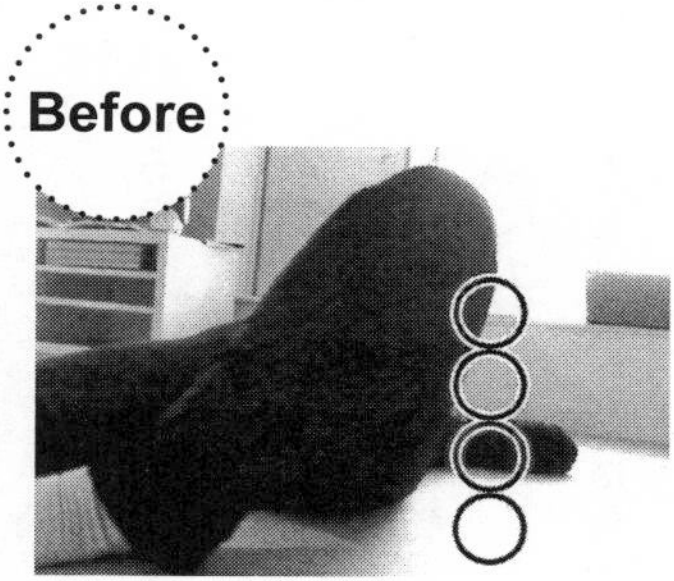

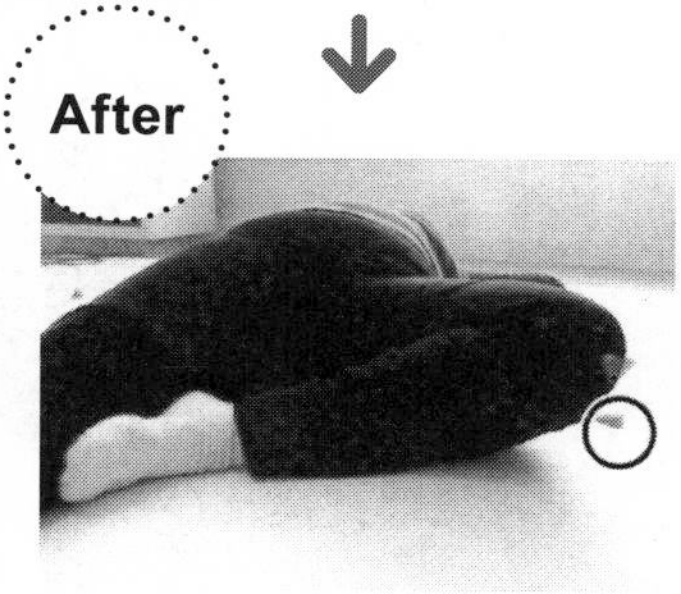

股関節の開き具合が改善。
歩けないほどの痛みも
なくなった。

宅配便でぎっくり腰に（30代・男性）

運送会社で働いている男性が、仕事中に何かの拍子で腰をひねってしまい、ぎっくり腰を訴えて来られました。

仕事柄、筋力は十二分にあったので、矯正で仙骨を元の位置に戻したら、ものの見事に快復されました。

一度の矯正で完治すると伝説のように言われますが、この方は筋肉がバランスよくついていたからで、筋肉がない人は、はめてもはめても仙骨が歪んでしまいます。治すためには大殿筋を鍛えなければいけません。

ぎっくり腰のときは、うつ伏せになれば足まわしからやってもらいます。難しければ仰向けになって、仙骨にタオルを当ててゆさゆさとやさしく動かします。

痛みがあるときでも静かに動かしていくと、徐々に症状は緩和していくのが普通です。小さな動きからだんだん関節の可動域を広げていくと少しラクになります。

とにかく安静にしているのが組織が固まって一番よくないと、肝に銘じておいてください。

昔はぎっくり腰の患者は安静にしておくべきというのがセオリーでしたが、ここ数年で患者に腰を動かすよう促す病院が少しずつ増えています。動かさない場合と比べて、やはり動かしたほうが治りが早くなることが、実践的にわかってきたからでしょう。

この運送業をしていた男性は、大殿筋もしっかりあって、全身の筋肉バランスも非常に整っていました。

たまたま普段と違う動きをしたときに、立つのも精一杯のぎっくり腰になってしまいました。

元々筋力があったので、一度矯正をしたら、その後は全く痛みもなくなって「先生、おれの身体に何をやったの？」と驚かれていました。

「仙骨をはめただけだよ」と答えたのですが、仙骨を支える筋力があったから、仙骨のズレを戻したらそのまま調子がいいだけで、誰もが一度の矯正ですべて症状がなくなるわけではありません。

筋力のない人は、矯正してもまた仙骨が歪んでしまうので、筋肉がつくまですっきり治ることはありません。

激しい夜泣きがなくなる

（7ヵ月・赤ちゃん）

「子どもが腰痛になりますか？」という質問をよく受けるのですが、赤ん坊でも仙骨がズレている子はたくさんいます。

直径10センチメートルほどの産道からポンと生まれてきたのですから、関節はぐにゃぐにゃで、成長するにつれてだんだん骨が出来上がっていきます。

中には骨のズレが癖になってしまったり、ズレたままの子もいますが、神経や組織がやわらかいので痛みや症状は出ないのが普通です。

しかし、神経にハリが出るほど大きく骨がズレると、違和感や痛みから眠りが浅くなり、眠れないからかんしゃくも起こすという悪循環になります。

「この子、いつも足が冷たいんです」という、夜泣きが激しい赤ちゃんを見たら、仙骨がかなりズレていました。

大人と同じで、仙骨が後ろに出ていて坐骨神経から総腓骨《ひこつ》神経が引っ張られ、血管が収縮して足が冷たくなっていました。坐骨神経の伝導異常です。

1回の矯正でかなりよくなったものの、しばらくするとまた夜泣きが激しくなったというので、2、3回ほど矯正をしたら夜泣きはほとんどなくなりました。いまもたまに顔を出してくれますが、すくすく育っています。

子どもだから腰痛にならないというわけではありません。かわいそうなのは子どもが朝起きて「腰が痛い」と言っても、「学校をサボりたいから、そんなこと言っているだけでしょう」と親に聞く耳をもってもらえないケースです。

歩き方や走り方がおかしい。スキップできないという子は仙骨がズレている可能性があります。

何度も言いますが、仙骨の歪みに年齢は関係ありません。生後7ヵ月で仙骨が右斜転している赤ん坊がいました。痛みが出るくらい神経のハリがあるのでしょう。夜泣きして夜泣きして、お母さんは寝られないので、相当参っていました。

赤ちゃんは歩き出すと転ぶたびに仙骨がズレて、また転んで、またはまってというのを繰り返します。

筋肉がないので、骨がズレるのは致し方ありません。問題は症状が出るほど骨が歪んでしまうことです。歪みがひどくなるのを予防するためにも、赤ちゃんの足を持ってゆるめ運動をおこないます。

仙骨の歪みを整えていくと夜泣きしなくなったという子はこれまでに何人もいました。

歩幅が10センチメートル伸びた（40代・男性）

仙骨はほとんど動かないという説は真実か？

国の関連機関で、シューズやサポーターなどの効果を測定する調査機関に歩行実験をしていただきました。

下の写真はその結果です。

被験者は、1人がとくに症状が出ていないけれども仙骨が後方に変位していた30代男性。もう1人が首も腰もあちこち痛い40代の男性でした。

2人とも仙骨が後方に変位し、腸骨が内旋していたので、足を前に出そうとすると、大腿骨が腸骨に引っかかっていました。

全身に赤外線の特殊な光線だけに反応するピンを60個くらい付けて、矯正前に歩いてもらいます。

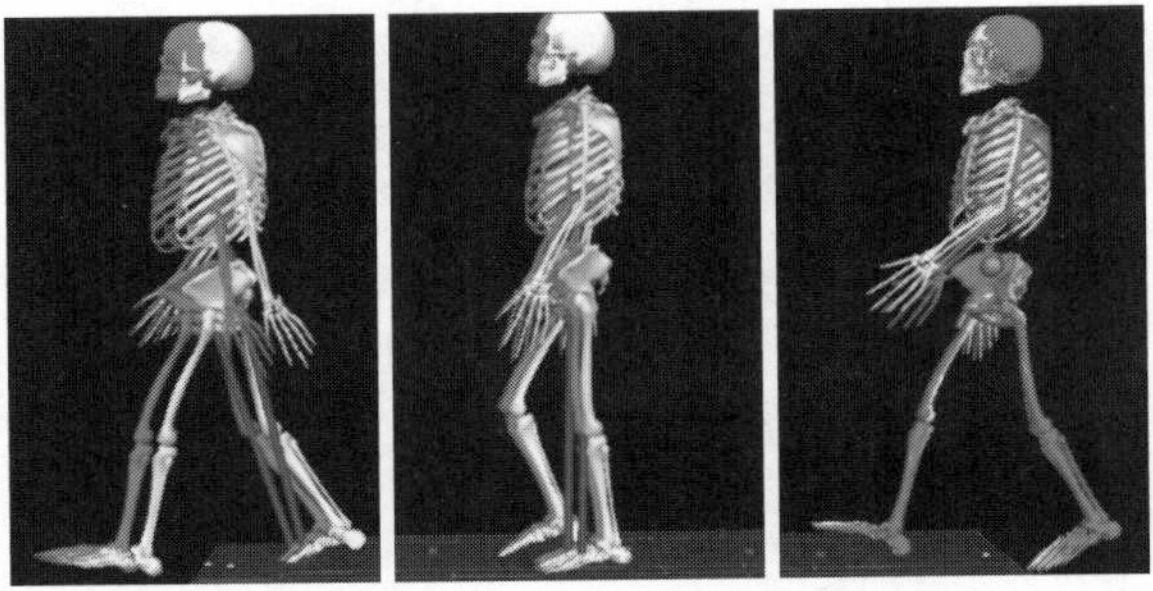

歩行実験の結果：白が矯正前、グレーが矯正後。
姿勢がよくなり、歩幅が10㎝近く伸びている。

そしてピンをすべて取り外して矯正をしたあとに、またピンを付けて歩いてもらいました。それだけの実験でも何時間もかかりました。

機能解剖学の研究者の方が横に付いてくださり、プラシーボ効果を見るために、まず矯正したふりをしてその後に歩いてもらい、次にほんとうの矯正をしたあと歩いてもらい、被験者の方には合計3回歩いてもらいました。

写真は最初に歩いてもらった動作（白）と、ほんとうの矯正をしたあとの動作（グレー）を比較したものです。矯正のふりだけした歩行も多少は変化があったようですが、誤差の範囲だと言われました。

写真は1名のものだけ抜粋していますが、2人とも10センチメートル近く歩幅が伸びたことが確認されています。

研究者の方が言うには、歩行動作は同じような動きに収まることが多く、色々な介入（ここでは背骨の矯正。ほかでは靴の形状やサポーターなど）で、かつてこんなに明らかな変化が出たことはなかったと言います。

また「仙骨がはまり、腸骨が正しい位置になったので、大腿骨がスムーズに出るようになったとしか考えられない」という説明に納得されていました。

第4章

背骨の歪みによって起こるさまざまな症状

肩こり

肩こりで痛みが出るというのは、肩の筋肉が凝っているのではなく、**肩こりと感じるほど神経痛を起こしている**という言い方が当てはまります。

仙骨が後方に変位すると、腰椎の反りが少なくなって胸椎を丸めて重心をカバーしようとします。頭蓋骨が前に出る分、代償を受けて頸椎の7番もしくは胸椎の1番が後方に変位します。

ここから出る神経は、上半身のさまざまな筋肉と前腕の皮膚の知覚を支配する腕神経叢《わんしんけいそう》と言い、鎖骨の下を通って腕や指に向かっています。

これらの神経が後ろに引っ張られるので、首のハリや肩こりとして感知します。肩こりは首や肩の筋肉が固まっているからと思われがちですが、首や胸椎の上部から出る神経の過緊張を感知しているのに加え、途中にある背中の筋肉（僧帽筋《そうぼう》）も引きつって、肩のハリを感じているのです。

首の痛み

首の痛みも、肩こりと同じ首の神経痛です。

頸椎の2番は軸椎と呼ばれると述べました。上半部に歯状突起という大きな突起があって、その上に頸椎の1番が乗っているため、左右に捻転しやすいのです。ここが右捻転すると首の右側にハリを感じて、左捻転すると左側が痛みます。

振り向く動作がツラければ頸椎の1〜3番が、かしげるように横に倒す動作がツラければ頸椎の4～6番がズレています。背骨コンディショニングでは、首がコリコリするのも頸椎のズレと考えています。

頸椎の1番とほぼ同じ高さには、首を左右にまわす筋肉（胸鎖乳突《きょうさにゅうとつ》筋《きん》）や僧帽筋の神経（副神経）があり、1番が後方に変位すると、首と肩のハリとして感知します。

上を向くのがツラいのは、頸椎の7番のズレです。ここは隆起する骨で隆椎と言われるくらい、後ろにしか出ない骨です。大きく後方に変位すると、頸椎6番の棘突起《きょくとっき》とぶつかって上を向きづらくなります。

四十肩、五十肩

四十肩や五十肩は、肩関節周囲炎とも言われます。手を上げるときに痛み、腕が全く上がらないほど痛みが出ることもあります。ひどくなると痛くて眠れないと訴える人もいます。

肩関節は身体の中で唯一360度まわる関節です。上腕骨頭（上腕骨の上部）を包むようについている回旋筋腱板《かいせんきんけんばん》（ローテーター・カフ）によって安定しています。腕の上げづらい方向などで、どの筋肉の腱を痛めているかがある程度予測できます。

101ページのような姿勢不良になると、肩関節（肩甲上腕関節と肩鎖関節）

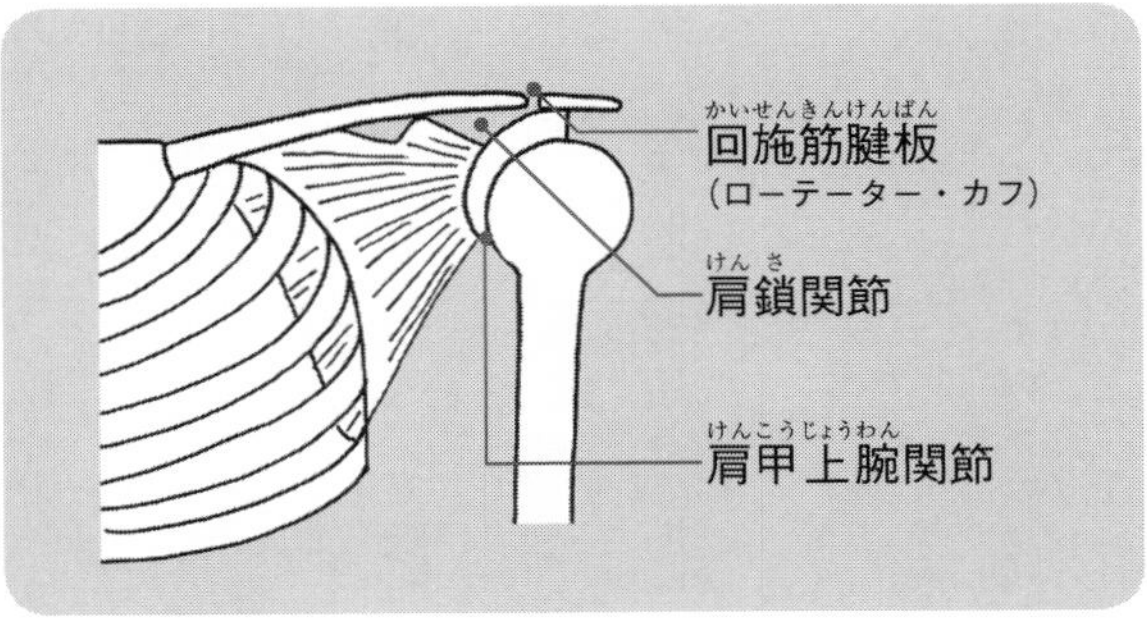

が内旋して腱、筋肉および神経がだんだんと巻き取られて、腱や筋肉が拘縮したり、神経の伝導異常が起きれば、肩関節の滑液が足りなくなります。

こういう状態でいつも動かさない角度から力が加わると、腱や筋肉、神経を痛めたり、関節内で炎症が引き起こされ、痛みが出てくるのです。最悪はローテーター・カフが断裂します。

胸椎、肩の関節が丸まらないように、大殿筋、菱形筋（肩甲骨のあいだにある筋肉）、脊柱起立筋の筋トレが必要です。

「四十肩、五十肩」とは、このくらいの年齢に発症する方が多いので名付けられているのですが、身体のメンテナンスをしていないと、筋肉のバランスが悪くなって背中も丸まり、肩も内側に入るので、許容範囲を超え症状の出る人がたまたまその年代に多いのだと、背骨コンディショニングでは考えます。

20代でも四十肩になることもありますし、首から出ている神経は指の先までつながっているので、中間地点の肩関節の部分が内旋することによって神経が引っ張られて伝導異常を起こし、腕橈《わんとう》関節・腕尺関節という肘の関節や手首の滑液の出方が悪くなり、**腱鞘炎や肘の関節の炎症が起きることがあります。**

この場合、肘や手首をいくら調べても痛みの原因は見つかりません。**肩の内旋を改善すれば神経伝導がよくなり、滑液が出て炎症が治まり、痛みもなくなります。**

仙骨が後方変位した代償によって、背中が丸まると（胸椎の後方変位）肋骨と胸骨に関節している胸肋《きょうろく》関節と鎖骨が胸骨に関節する胸鎖関節が内側にズレて、そのままにしておくと固まっていきます。

胸鎖関節と鎖骨のあいだは人差し指と中指2本分開いていればOKです。それより狭ければ内側にズレています。

逆説的には、肩の関節を矯正して開いても、胸肋関節、胸鎖関節がズレたままでは、肩の関節は内旋していきます。

また、これらを正しい位置に矯正したとしても、神経が硬いままなら症状は変わりませんし、筋力がなければまた元に戻ってしまいます。

・肩鎖関節、肩甲上腕関節および胸肋関節、胸鎖関節をゆるめ
・これらを正しい位置に矯正し
・硬くなった指、腕の神経をやわらかくし
・大殿筋、菱形筋、脊柱起立筋をトレーニングして筋力を上げる

ここまでやらなければ、四十肩、五十肩がすっきり治ることはありません。

「病院では2〜3年安静にしていたら治る」と言われますが、鈍麻して痛みを感じなくなっているだけで、ほとんどの場合、その後しびれが出たりします。

頭痛

頭痛を訴える人に「頭のどこが痛いですか?」と質問してこめかみあたりを指さす場合は、脳に問題がなければ、まず蝶形骨《ちょうけい》のズレが原因です。蝶形骨とは頭骨（頭蓋骨）を構成する骨のひとつで、2〜3ミリメートルのズレでもかなりの痛みを訴えるケースが多いです。

原因は、かみしめがきついことです。蝶形骨が下顎骨《かがくこつ》を引き上げるための筋肉（側頭筋《そくとう》）に覆われているので、かみしめがきつくこの筋肉が過緊張するとズレます。夜寝ているときにかみしめる方が多いようで、あまりにも頭痛がひどいときは歯ぎしり防止用マウスピースを付けると緩和することが多いようです。

また、かみしめがきつく、側頭筋が拘縮すると、三叉《さんさ》神経から分岐している咀嚼に関わる筋肉を支配する上顎《じょうがく》神経と下顎《かがく》神経まで拘縮し、その出どころの近くにある副神経（首の筋肉の神経）まで拘縮して、頸椎のズレを引き起こす可能性があります。その場合は、とくに頸椎の1番、2番に左右の変位と捻転が顕著に出ます。

これに、猫背で頭蓋骨が前、さらに頸椎の1番が後ろになっている姿勢が加わると「もう頭全体が……」という頭痛になります。

頸椎の1番の高さは延髄《えんずい》の上部で、少し上には脳神経の出どころが集中しています。矯正していると、前後左右の変位、捻転を合わせて1・5センチメートル以上ズレている人に会います。脳と脳神経ごと引っ張られている状態ですから、動けないほどの頭痛になるわけです。

このとき後頭部の神経（後頭神経）が引っ張られている場合には、後頭部の表面の頭痛を感じることがあるようです。

また、ムチウチで頭が前に出たままになると後遺症が残るのも、頸椎の1番がズレているからでしょう。

頭痛は脳に異常がなければ、仙骨のズレによる代償やかみしめのきつさによって起こる首の歪みが原因です。

さらに、頸椎の両横の穴は動静脈の通り道になっています。骨がズレると血管がクランク状になって頭へいく血液が少なくなります。

人間が1日に消費するエネルギーのうち20％近く（約400キロカロリー）は、脳が消費しています。糖質を供給するためにもたくさんの血液が必要です。

血液が不十分だと思考力が低

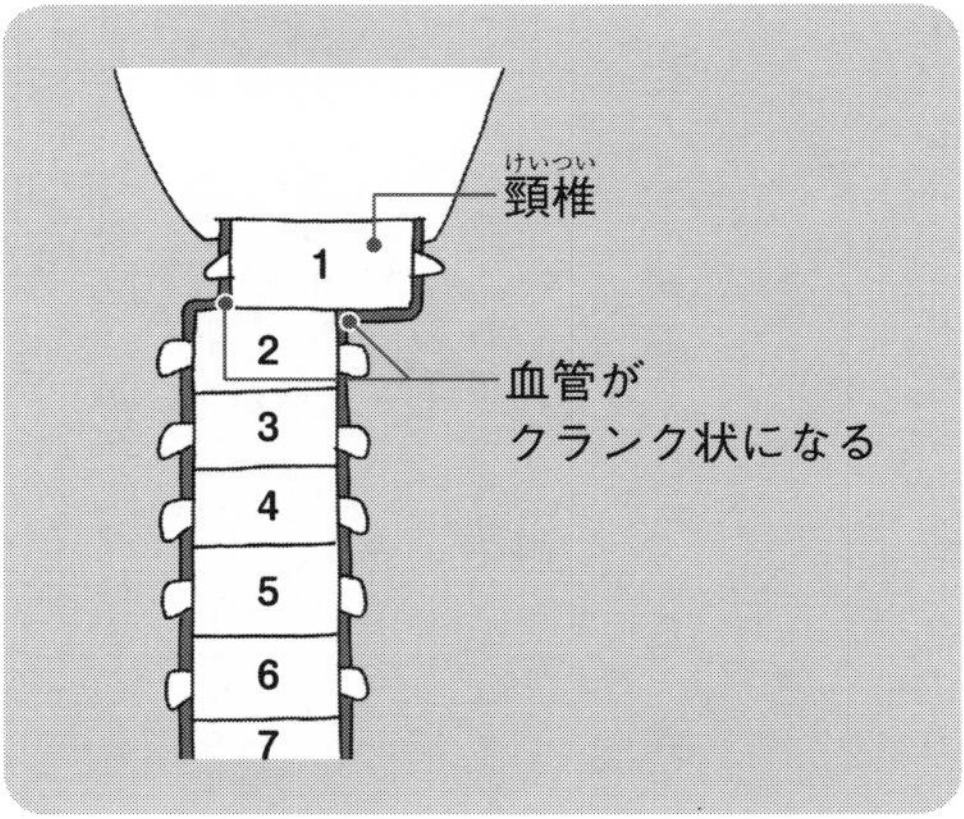

下し、ボーッとした感じになります。頸椎の1番をはめたらまもなく「頭が熱くなってきた」「頭がすっきりした」という方が毎日たくさんいらっしゃいます。

普段は血液の流れが少なかったのが、クランク状になっていた血管が矯正されて、脳への血液の供給が正常になったためです。

まれに脳脊髄液減少症《のうせきずいえきげんしょうしょう》の人がいます。脳髄液がなんらかの原因で漏れてしまう疾患です。

横になると髄液が満たされ頭痛はラクになるので、周りからは「サボりたいから頭が痛いと言っている」と思われたりしますが、本人にしてみたら、とてもじゃないけど起きていられない痛みを感じているのです。

漏れの箇所、大きさにもよりますが、骨があちこち歪んでいて椎骨に圧が均等にかかっていないと、脳まで満たしている髄液の漏出をより進行させるようです。

ブラッドパッチ（本人の血液を採取し、血液漏れを起こしている穴に注射して固める治療法）をしても効果が出づらい場合、矯正によって圧が均等になると少しずつよくなる方が多いです。

手《しゅ》根《こん》管《かん》症《しょう》候《こう》群《ぐん》

90ページの神経分布図を改めて見てみてください。指の神経の出どころは頸椎に集中していますね。

指の神経伝導が悪くなるのは、頸椎のズレと中間地点の肩関節の部分が内旋するからです。神経が引っ張られて、指関節の滑液が出にくくなり、節々が変形してしまったり、しびれが出ます。

また、伸ばしたら曲げられない、曲げたら伸ばせないというばね指になる場合もあります。

一般的には手根管（腱と神経を束ねる手首内の管）が原因だとして手術されるケースが多くありますが、「手術しても治らなかった」と矯正を受けに来る人がたくさんいます。なぜなら手根管症候群と診断されても、肩に原因があったという人が非常に多いからです。

四十肩、五十肩の項で説明したとおり、仙骨の後方変位の代償で猫背になり、頸椎のズレに加えて肩が巻き込まれます。頸椎の歪みと肩の内旋が治まれば、ばね指は改善します。

よくキーボードを叩きすぎて腱鞘炎になったと言います。これもその動作はきっかけであって、肩の内旋が神経の伝導異常を起こしていると考えます。滑液が足りていないのに、指関節を動かしすぎるので、関節が擦れて痛みが出るのです。

ばね指は、病院によっては手根管が狭いからだと診断され、手術で切ったりしますが、肩の関節が正しい位置にあり、神経の柔軟性があれば、手術は必要ないことがほとんどです。

耳鳴り、突発性難聴

これらの症状は、**頭蓋骨が前に出ているのを頸椎が後方に変位することでバランスを保とうとする代償**と言えるでしょう。

それに加えて顎関節の**かみしめの問題**もあります。耳鳴りや突発性難聴はこの2つが原因だと考えています。

頸椎の1番と同じ高さにあるのが内耳《ないじ》神経です。内耳神経は、延髄から橋《きょう》にかけて走る前庭《ぜんてい》神経と蝸牛《かぎゅう》神経が合流したもので、聴覚を司るのは蝸牛神経です。

頸椎の1番の上、延髄の通り道（大後《だいこう》頭孔頸《とうこうけい》）の太さは3センチメートルほどと言われていますが、頸椎の1番が最大で1・5センチメートルほどズレている人も珍しくありません。

頸椎のズレによって延髄ごと引っ張られて、頸椎の1番の奥にある蝸牛神経が

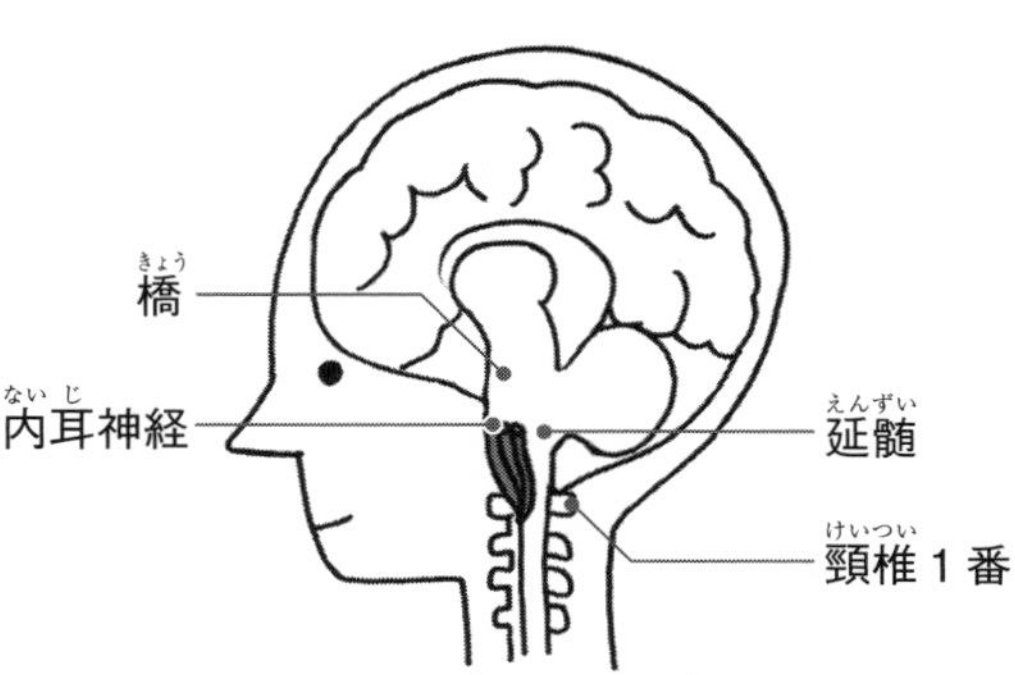

伝導異常を起こします。

突発性難聴と言われますが、徐々に骨が変位していき、蝸牛神経の伝導異常が進行して症状が引き起こされているので、突発性ではありません。

頸椎の矯正をしていたら症状は出なかったはずです。耳鼻科に行っても治らない難聴は、骨のズレが原因かもしれません。

目まい

目まいも聴覚異常と同様に、脳に異常がなければ**頸椎の1番のズレが原因**だと考えます。先に述べた前庭神経は平衡感覚を司ります。延髄が後方に変位し、同時に前庭神経も後方に変位し収縮すると、平衡感覚が狂って目まいが起こるのです。

頸椎の1番のズレがひどいと、前庭神経の上部にある眼球の動きに関係のある外転《がいてん》神経や焦点を合わせる筋肉（毛様体筋《もうようたいきん》）に分岐する三叉神経も引っ張られます。

脳に腫瘍がなければ、骨のズレによって外転神経、三叉神経が伝導異常を起こし、眼が疲れたり物が見えづらくなります。

矯正後に「目が開くようになった」「目がすっきりした」と言う人は、頸椎の1番が正しい位置に戻ったことで、延髄ごと後方に引っ張られていた、目に関連する神経がゆるんだのです。

激しい目まい、耳鳴り、難聴、耳閉感を繰り返すメニエール病も難病と言われますが、私は内耳神経が延髄ごと引っ張られていることが原因だと考えています。実際に、頸椎の1番、2番を矯正すれば症状は治まります。

自律神経失調症

自律神経とは、互いに正反対の作用をする交感神経と副交感神経から成り立っています。

交感神経は背骨の両側に並び合い、神経節（神経の固まり）や神経叢《しんけいそう》（神経の束）をつくります。副交感神経は首や仙骨から出るいくつかの限られた神経から成り立っています。

これらが絡み合いながら全身に分布しているので、猫背だと神経が引っ張られて、伝導が悪くなります。

頸部から腹部の内臓に分布している、副交感神経の親玉とも言える迷走神経は脳から下降し、ほぼすべての内臓につながっているので、伝導が悪くなったら内臓のどこに何が起きても不思議ではありません。

背骨コンディショニングでは、**自律神経失調症を、背骨の歪みによって神経が牽引され、引っ張られた神経の先の臓器がさまざまな異常を起こす症状だと考えています。**

たとえば胸椎の3～5番が左捻転もしくは右変位すると、左側にある心臓神経叢が引っ張られます。この神経叢は心臓に刺激を伝導する部分につながっているので、正しい刺激を起こせなくなり、不整脈を起こします。

ただし、背中が全体的に丸くなって、自律神経が引っ張られているとき、どこでどのような症状が出るのかあまり定まっていません。「臓器の調子がすべて悪い」と訴える人もいれば、「胃がどうもすっきりしない」とどこか1ヵ所のみ違和感があるという人もいます。

自律神経失調症の人は、**まず猫背でないかを確かめてください。**正しい姿勢ができるようになれば、自律神経は正常に働きます。

過呼吸、パニック障害

酸素を吸って二酸化炭素を吐き出すガス交換を肺は繰り返しています。このときに酸素を取り込む能力は最大酸素摂取量（$\dot{V}O_2max$）と言われています。

気管支と肺に分布する神経の出どころ、**胸椎の1〜5番が後方に変位**

していると、それぞれの内臓壁が硬くなって、最大酸素摂取量も低下するようです。

取り込む酸素の量が減るので、呼吸の回数を上げようとする。これが過呼吸です。

前項で述べたとおり、胸椎の3～5番の左側には心臓につながる神経叢があるため、生命の危機には至りませんが、心臓がドキドキして、ガス交換もスムーズにできず、過呼吸やパニック発作を引き起こします。

婦人科系疾患

腰椎の4番から第3仙骨にかけたところから出ている神経の束である仙骨神経叢《せんこつしんけいそう》は、膀胱や生殖器につながっているので、仙骨が歪んで仙骨神経叢が伝導異常を起こすと、生理痛がきつかったり、子宮の内蔵壁が硬くなって生理不順を起こしてしまうことが考えられます。

以前、不正出血（月経以外で性器から出血すること）に悩まれている方が矯正に来られました。仙骨をはめるとピタリと出血が止まるのですが、しばらくするとまた出血するので、矯正の間隔を詰めて何度も通っていただきながら、筋トレを教えて、大殿筋の筋力が上がるにつれて2ヵ月、3ヵ月、半年、1年と出血が止まるようになり、現在では完全に症状は出なくなりました。

また、仙骨の後方変位によってこの仙骨神経叢が収縮すると、神経がつながっている外肛門括約筋《がいこうもんかつやくきん》が硬くなり、便秘気味の硬い便が出ると切れ痔になることがあります。仙骨をはめて仙骨神経叢をゆるめないと括約筋がやわらかくならず、切れ痔を何度も繰り返します。

疲れやすい

仙骨がズレて神経が牽引されると、身体はいつも緊張状態で、筋肉も拘縮してリラックスできず、疲れやすくなります。

先に述べた仙骨神経叢は、副交感神経の塊ですから、仙骨が後方に変位して副交感神経の伝導が悪くなると、交感神経が優位になって身体は興奮状態になります。身体が休まらず、疲れが取れにくくなります。

背骨コンディショニングの体操教室では、足まわし以外にも仙腸関節をゆるめる体操をおこなっていますが、スヤスヤと寝てしまう人もたくさんいます。昼間にもかかわらず、異常な眠気だと言うのです。

これは仙腸関節がゆるんで、仙骨が多少なりとも正しい位置に調整されるので、仙骨神経叢のハリが治まり、副交感神経が働き出すからとしか説明がつきません。

3年間通ってくれている高校1年生の男の子は、いつも気だるそうにして「疲れた、面倒くさい」が口癖でした。足まわしをするといつも眠ってしまっていたのですが、矯正を繰り返していくうちに、少しずつ寝なくなりました。

神経のハリが取れて、最近では目にも力が宿って「疲れた」と言うこともなくなりましたが、それが普通の状態だったのです。

矯正によって何か特別に活性化させたわけではなく、元々ある力を発揮できないぐらい、骨が歪んでしまっていただけなのです。

椎間板ヘルニア

椎骨と椎骨のあいだでクッションの役目をしているのが椎間板です。その椎間板が潰れて、中から髄核が飛び出すと椎間板ヘルニアと診断されます。

ヘルニアが神経を押し潰してしまうことで痛みが出るというのが、現代医学で通説となっている神経圧迫説です。

ヘルニアが神経を圧迫しているので症状が出ているとして、痛みが激しければ、切除する手術がおこなわれます。ほんとうにヘルニアが原因なら、手術で完治するはずですが、実際にはヘルニアがなくなっても症状が治らない人がたくさんいます。

そうした人の骨を触ると、仙骨および椎骨が大きくズレているのがわかります。

一方、背骨コンディショニングでは、**背骨がズレているので神経が引っ張られて痛みが出ている**、また、**骨がズレて一方向に圧が加わってヘルニアが出る**のだと考えています。

驚くべきことに、**痛みがない人を無作為に選んでMRIを撮ると、21〜36％の確率でヘルニアが見つかる**のです。

1年に1ミリメートルずつ骨が変位しても、神経が馴染んできて痛みは出ない場合があると言いました。ヘルニアが出るくらい骨がズレていても、少しずつ変位して馴染んでいけば痛みは出ないのです。

ヘルニアは椎骨が左右どちらかに変位、捻転して、一方に圧がかかっ

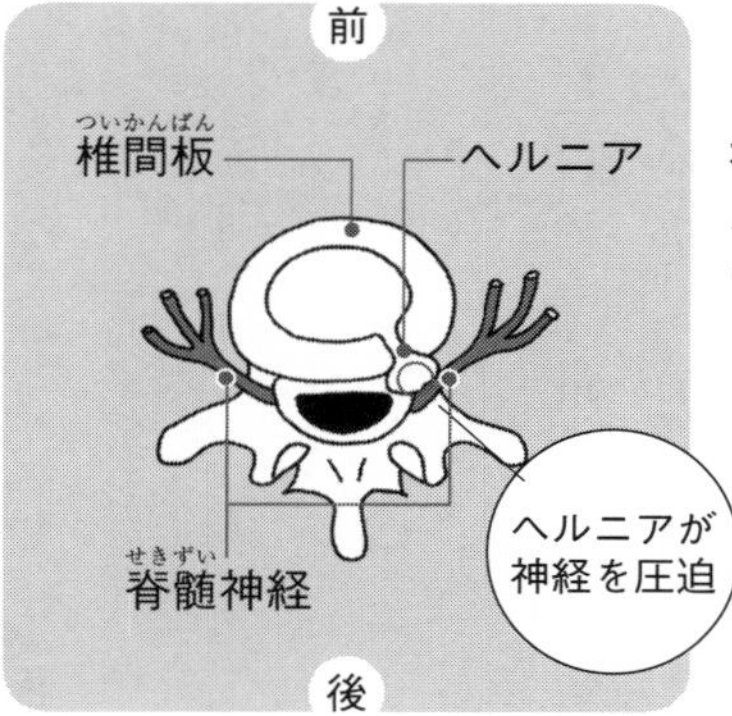

神経圧迫説

ヘルニアが神経を圧迫するので痛みが出る

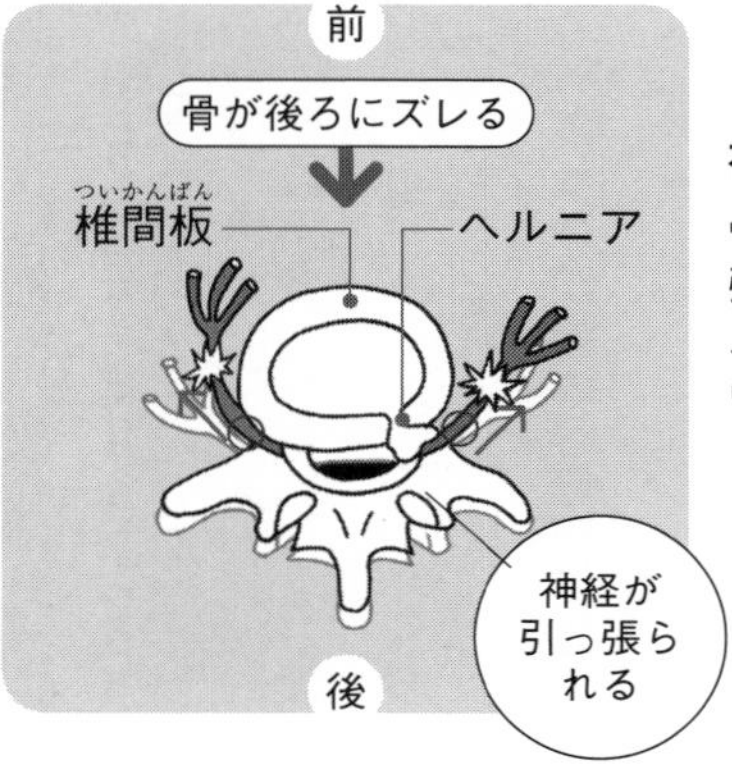

神経牽引説

骨がズレて神経が引っ張られ痛みが出る。ヘルニアは出ていようがいまいが関係ない

ているから出ているだけで、矯正して骨が正しい位置に戻れば引っ込みます。実際にヘルニアを患っている人のＭＲＩ結果を見せてもらうと、必ず椎骨が変位しています。

ただ、骨がズレるとどういう症状を起こすのかという前提となる理論がないので、「骨には異常なし」と診断されます。

整形外科でも、最近になってようやくヘルニアが痛みの原因ではないと唱えるグループが現れ始めました。

椎骨の右にヘルニアがあるけれど、背中の左側に痛みがある人はたくさんいます。もちろん、逆のパターンもありますが、なぜか痛みのないほうに出ているヘルニアを手術して、当然ですが痛みが治まらないという人が矯正を受けに来ます。

椎間板のない仙骨に激痛を訴えていたある方は、医者に診てもらい、症状のある周辺には神経を圧迫するところがないので、仙骨の上を辿ってたまたま腰椎の4番、5番にヘルニアが出ていたので、そこを手術で切除したと言います。

当然ですが、症状が緩和されず、2回目の手術を勧められ、それが嫌で矯正に来られました。仙骨をはめると、「すっきりした」と腰痛は治まったのです。

私は、神経圧迫説をすべて否定しているわけではありません。たとえば、密閉されている脊柱管の中にヘルニアが出ると、神経が圧迫されて痛みが出ます。

しかし、ヘルニア手術の死亡リスクは約0・06%と言われ、10000人の手術で6名の方が亡くなる計算になります。

また、術後に感染症を起こす方や神経損傷で苦しんでいる人もいます。感染症罹患と神経学的合併症は共に0・3%です。

ちなみに腰痛でよくおこなわれる手術の脊椎固定術では0・2%、椎弓板切除術では0・32%の死亡リスクがあります。

私の元にもヘルニアの手術で神経が傷つき、しびれが出たという方が来ます。事前に、手術はリスクを伴うものですよという承諾書を書いているので、後遺症が出ても取り合ってもらえなくて困っていらっしゃる方が少なくありません。

実際に腰痛の手術をした人としていない人を追跡したところ、手術をしてもしなくても4年後、10年後の差はなかったという調査結果もあります。

あくまでも手術をする、しないは本人の意思ですから、よく考えていただきたいと思います。ヘルニアなら手術をしなくても、背骨の歪みを矯正して治った例が数多くあります。

ただし、しつこい腰痛を訴える人には、骨にガンがないかなど、ほかに緊急に処置が必要なことが隠れていないか、必ず医療機関で検査を受けてくださいとお伝えしています。ガンの場合は、運動や矯正で痛みは緩和しますが治りません。

脊《せき》柱《ちゅう》管《かん》狭《きょう》窄《さく》症《しょう》

脊柱管狭窄症は手術でしか治らないと思っている人がたくさんいます。1回の手術に100万円、保険があるので10～30万円で受けられますが、実際に術後に症状が悪化したという人があとを絶たず、何人も矯正を受けに来られます。

椎骨が変位して、脊柱管（その中にある神経）を圧迫し、腰痛や下肢のしびれなどを引き起こすと言われているのが脊柱管狭窄症です。

仙骨が後方にズレると腰椎も一緒に後方にズレます。腰椎すべてが後方に変位することもありますが、仙骨とそのすぐ上の腰椎の5番だけが後方に変位して4番は正位置のままだと、4番と5番の脊柱管は合わな

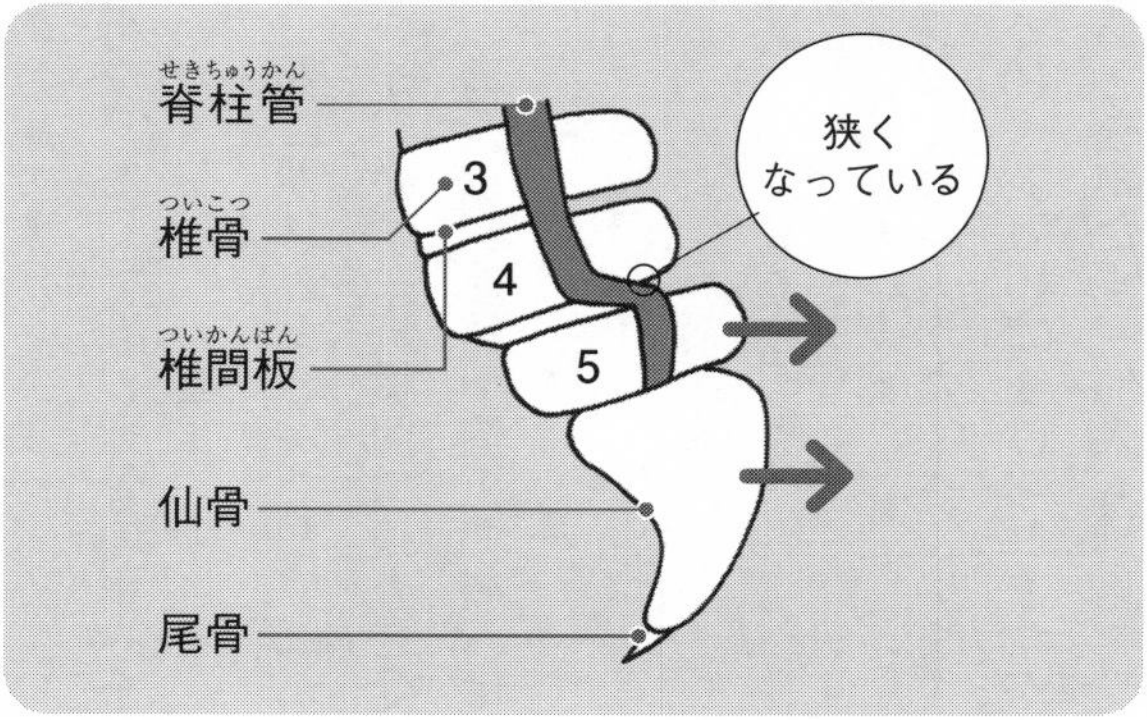

くなります。４番と５番のあいだで「脊柱管狭窄症」と診断がつくのです。

この場合、腰椎の５番と仙骨の１～３番から出る神経が引っ張られて痛みを感じたり、しびれになります。また足の筋肉が縮まって、足がつったり、いつも足が重かったり、だるさを訴える人もいます。

仙骨から出た出口に近い神経が痛ければ腰痛になり、もう少し足側になれば坐骨神経痛になります。どちらも根本の原因は同じ。**脊柱管狭窄症と診断がつくほど、骨（仙骨と腰椎）がズレている**のです。

仙骨をはめれば腰椎の４番、５番の脊柱管が合うので症状は治ります。それを狭いからと、広げて減圧するために椎骨の一部（椎弓《ついきゅう》）を切っ

正常な状態

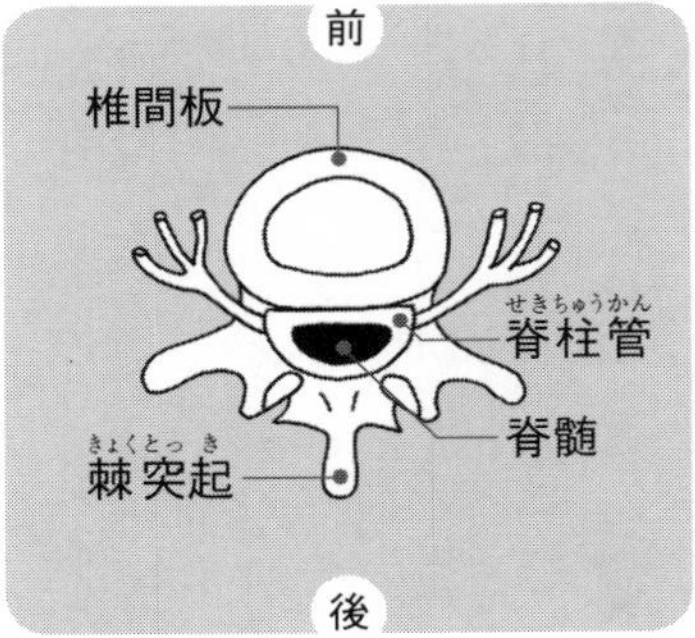

脊柱管狭窄症

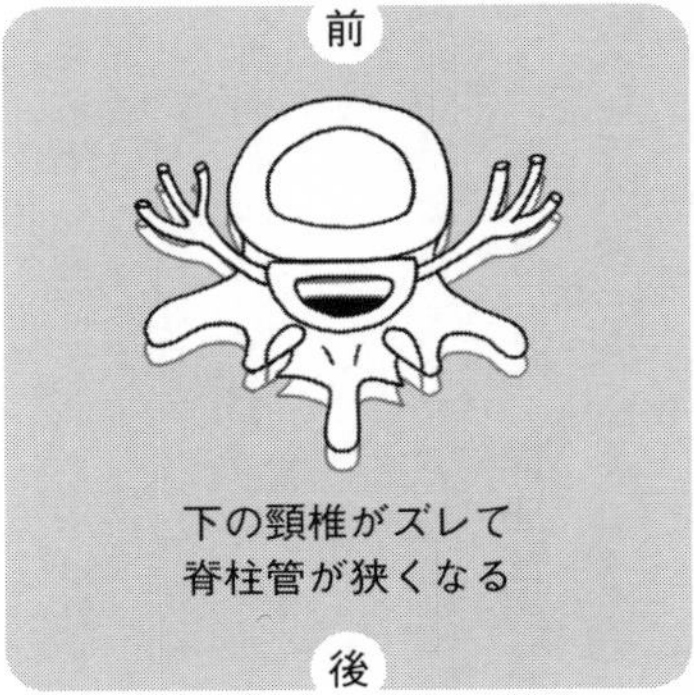

たり、ズレないよう金具で留めたりする手術がされますが、この手術で反対に調子の悪くなった人はたくさんいます。

広範囲を切らないといけないので、**神経損傷のリスク**も高いのです。

脊柱管狭窄症は、腰椎の狭窄しているところだけを治してもよくなりません。

仙骨が後ろに出ると腰椎の前弯が少なくなります。すると胸椎の後弯が強くなり、神経が引っ張られます。猫背になり、頭蓋骨は前に出て、重心が前に出るのを仙骨がさらに後ろに出てカバーするという悪循環になります。

仙骨と腰椎を矯正し、正しい姿勢に戻れば症状は治まり、手術をする必要はありません。

毎日のように脊柱管狭窄症の診断がついた人が矯正に来られますが、

このような矯正をしながら、固まった仙腸関節、腰椎をゆるめる運動（ROM運動）をし、坐骨神経をやわらかくして（神経ストレッチ）、バックキックで筋トレをすれば脊柱管狭窄症は手術せずに治ります。

これまで私の矯正で、少なくとも５００人は脊柱管狭窄症の手術を回避しています。

原因不明の難病
（アレルギー、花粉症、喘息《ぜんそく》、キアリ奇形、パーキンソン病）

よく原因不明の病と言われるものも、背骨の歪みからきているものがたくさんあります。

心臓の前には胸腺があります。胸腺は免疫細胞であるリンパ球の司令塔のような器官です。ここにつながる交感神経の出処は胸椎の3～5番から出る脊髄神経です。胸椎が後方変位すると**胸腺への神経の伝導異常が起こり、誤った司令を出し、アレルギーや花粉症になりやすくなる**と考えています。

花粉症の原因は、現代医学でもはっきり解明されていませんが、実際に胸椎の3番、4番を整えることで、花粉症の季節には毎年ゴーグル、マスクで完全防備していた人も全く症状が出なくなったという例が多々あります。

前述したように、胸椎の3～5番には、気管支と肺の神経も集中しているので、ここが後方に変位すると、気管支や肺の壁が収縮し、ちょっとした埃や急に冷たい空気が入ると処理できなくなり、咳が出たり、硬い痰になってきます。

胸椎のズレを矯正し、ゆるめる運動（ROM運動）をして、歪まないように菱形筋、脊柱起立筋のトレーニングをすれば、咳止めの薬も飲まなくて済むようになり、ほとんどの人は咳が止まります。

また、これまでに3人だけ、キアリ奇形という小脳や脳幹の一部が脊柱管に落ち込んでしまう疾患の人が矯正に来ました。

頸椎から腰椎までねじれにねじれて、**延髄ごと小脳が引っ張られ、大後頭孔（頭蓋骨の下の穴）を超えている**のです。頭痛、首の痛み、手足が冷たい、しびれるなど、さまざまな症状を訴えられていました。

キアリ奇形は、頭蓋骨の穴を広げる手術をしたりしますが、骨の歪みを矯正すると、多少は症状が緩和されます。あまりに大きく歪んでいると、すぐには治りづらく反動も大きく出ます。

パーキンソン病には、ROM運動が抜群の効果を示します。安曇野でパーキンソン病の方が矯正に来られて、あまりにもよくなるので、その方を担当する理学療法士が、リハビリ運動がよかったのか、背骨コンディショニングがよかったのか確かめたいということで、矯正（ROM運動を30分ほどおこなってから背骨矯正をします）に通わせず、ROM運動もしないように言ったのです。

すると、その方は症状が悪化し動けなくなってしまったため、再度矯正に来られたところまた動きがよくなったので、理学療法士はまた矯正に通わせるのをやめさせるというのを、2回くらい繰り返させていたようです。

パーキンソン病の方は年に数名来られますが、皆さん、家族の方からも見違えるほどよくなったという声をいただきます。

リウマチ

リウマチは、全身のあちこちに炎症の反応が出て非常に強い痛みを伴います。私はリウマチという病気ではなく、**神経の伝導異常によって滑液の出方が悪くなっただけ**だと思っています。

「どこが痛みますか?」と聞いて、手の腱鞘帯のところだったら肩の巻き込みがありますし、胸郭《きょうかく》出口《でぐち》症候群《しょうこうぐん》という腕や背中がだるくなる症状の人も、仙骨が出ていて背中が丸まっています。

神経の伝導異常がなくなれば、滑液不順が解消されて、関節も動きやすくなります。

これまでリウマチと診断された方もたくさん矯正に来られましたが、固まった仙腸関節、背骨をゆるめて（ＲＯＭ運動）、症状の出ている硬くなった神経をやわらかくして（神経ストレッチ）、二度と歪まないようバックキックで筋トレをしていて、痛みが緩和されなかった人は１人もいません。

第5章

背骨コンディショニングに関する
さまざまな疑問

骨盤矯正との違い

95ページで骨盤は仙骨、左右の寛骨と尾骨で成り立っていると言いました。寛骨の上部が腸骨、下部を坐骨というのも前述したとおりです。

仙骨と寛骨の結合部が仙腸関節です。仙骨が後方に変位すれば腸骨は内旋し、仙骨が左に傾けば、左の腸骨は左下方、右の腸骨は右上方にズレるのです。

骨盤矯正といっても、ただ腸骨をゆす

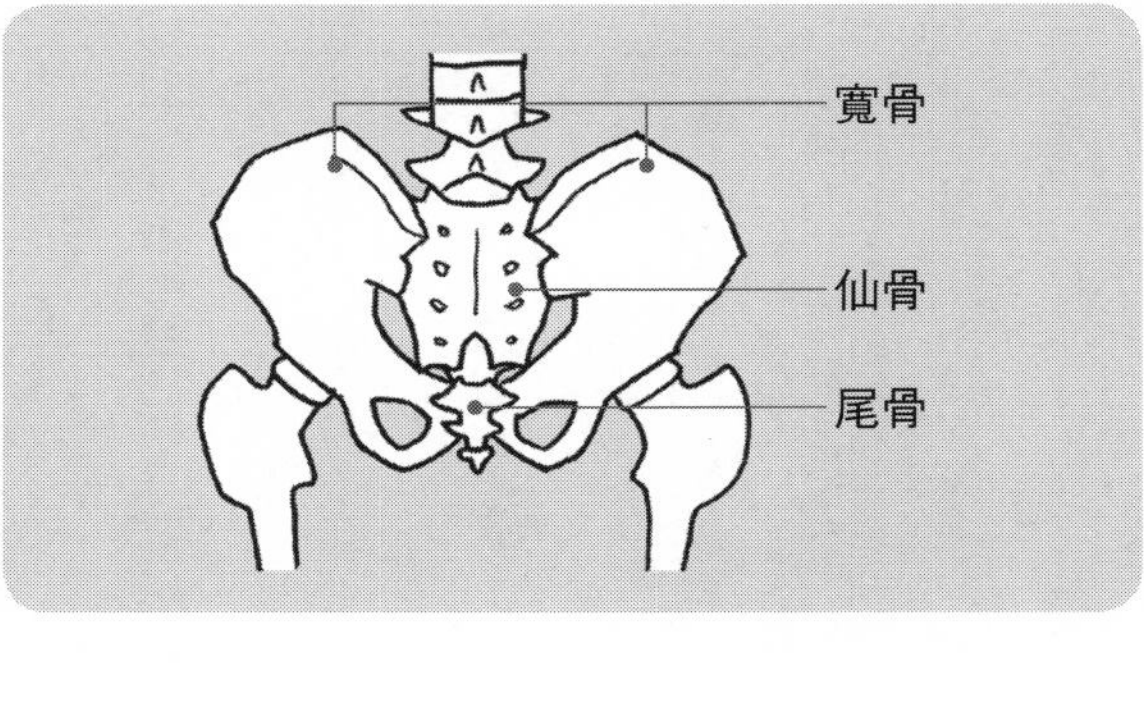

っているようなものでは歪みは矯正されません。ほんとうに骨盤を矯正するなら、仙腸関節を矯正し、仙骨を正しい位置に戻す必要があります。

骨盤をマッサージしているのが骨盤矯正。仙骨を正しい位置に戻すよう矯正するのが背骨コンディショニングです。

ちなみに仙腸関節を矯正しているときは「ゴリゴリ」という音がします。中には、周囲に聞こえるほどの音がする人もいます。骨の動く音がしないのであれば骨盤をマッサージしているだけで、矯正はされていません。

骨盤矯正で姿勢不良を改善したり、痛みを緩和したいといっても、背骨とつながり、神経が通っている仙骨が一番の矯正ポイントで、**骨盤自体というより仙骨が骨盤の中でどうズレているのかが鍵**になります。仙骨の歪みをなくせば、腸骨も自然と正しい位置になるので、骨盤の歪みも解消されます。

よく骨盤を閉めるとウエストが細くなると言われますが、腸骨を無理矢理内側に入れようとすると、仙骨が後方に変位して腰に痛みの出る場合があります。

また、ウエストは細くなっても、骨盤の下部は開いてしまうため、寸胴になっている人もたくさん見てきました。骨盤は開く閉じるの問題ではなく、正しい位置にあるのが大切なのです。

骨盤が開くと内臓下垂し、下腹が出るというのもありえません。確かに大腸など一部の内臓を支えている部分があり、少し下がることはありえますが、内臓は骨盤の上に乗っかっているというより内臓壁に埋もれているか、内臓壁とつながる管に支えられています。

子宮も骨盤の開きによって落ちると言われますが、基靭帯《きじんたい》というとても強力な靭帯で腸骨とくっついているので、骨盤を開くとむしろ位置は上がります。まして「内臓が下がると代謝が落ちて太りやすくなる」という話を聞いたことがありますが、なんの根拠もありません。内臓が○センチメートル下がれば○キロカロリー代謝が落ちるというのは証明されていないのです。

マッサージとの違い

仙骨が3センチメートルもズレたら歩けないぐらいの激痛になります。20年、30年かけて少しずつ変位していれば、馴染んでくるので、それほど痛みは出ませんが、だるさが取れない、足のほうがしびれてくるといった症状が出ます。

痛みを無視すると、感覚がなくなってきて鈍麻します。よく肩の筋肉がガチガチなのに「肩こりが全然ない」と言っているのは、痛みを感じなくなっているだけで、たとえば美容室でマッサージをしてもらった途端に「イテテ」となります。

マッサージをしなくても、ＲＯＭ運動と神経ストレッチだけで、反動が出て、痛みをはっきり感じるようになる人も結構います。運動をしたから痛くなったと言われますが、正常な感覚に戻っただけです。

札幌に、月曜日はマッサージ、火曜日は指圧、水曜日は鍼と、毎日何かしらの治療を受けている70歳の男性がいました。

何十年もその生活を続けられていて、全身にしびれ感があり、手足と背中にはほとんど感覚がないということでした。背中を触ったらあまりにもなめされていて、ラッカーを塗った木のように表面が光っています。背中が硬くて硬くて、岩場で何かに引っかかって傷ができても、「血が出てるよ」と言われるまで気がつかないというのです。

何か熱いものを触ったら「アチチ」と手が引っ込みます。神経は強い刺激に対して縮まる（反射）があって、**マッサージされているときは気持ちいいかもしれませんが、やりすぎたり力を入れすぎると神経まで縮こまって、それを繰り返すと固まり、やがて鈍麻します。**

筋肉の表面や筋膜をほぐす筋膜リリース程度ならその恐れはないと思いますが、大事なことはなぜ肩こりや腰痛が起きているのか、その原因を考えることです。

たとえば、一般に肩こりは頭を支えている筋肉が疲れて硬直を起こしていることが原因と考えて、それをほぐすためにマッサージするわけです。筋肉はほぐれますが、反射によって神経は固まっていきます。

背骨コンディショニングでは、筋肉が縮こまり硬くなっているのは骨のズレによって神経が引っ張られて緊張を起こしているせいだと考えます。症状の原因となる背骨と仙骨の歪みを矯正して神経をゆるませて、筋肉の緊張を取り除きます。

筋肉に刺激を与えてゆるめる電気マッサージや鍼治療も筋肉を弛緩させる効果がありますが、なぜ筋肉が硬くなったかを考えると、神経が伝導異常を起こすほど骨のズレがあるからで、根本の原因に対処すれば、前章で述べたように腕神経叢の牽引によって引き起こされる肩こりも解消できます。

年齢は関係ある?

プロレスラーが100キロ超の巨体でリングから飛び降りてもなんともないのは筋肉があるからです。

繰り返し言うように、目安としては体重の25%の重りを付けてバックキックできる大殿筋がついていて、全身の筋肉バランスがよければ仙骨はズレません。骨の歪みに年齢、体格差は関係ありません。

「筋トレをしなくても、大殿筋が鍛えられるような動きはありませんか?」とよく聞かれるのですが、第3章で述べたとおりプロの競輪選手でさえ弱かったくらい大殿筋は鍛えにくい筋肉です。

筋トレなど何もしないでも大殿筋が発達しているのは、全身の筋肉を万遍なく使う体操選手や、普段から階段を2～3段飛ばしで駆け上がっているような人くらいでしょう。

20歳の人に比べたら、70歳の人は筋力が上がりにくいでしょうが、筋《きん》萎《い》縮《しょく》症《しょう》など特殊な病気に罹っていないかぎり、**正しいフォーム（種目）、頻度、強度でトレーニングを続けていて、体重の25％の負荷でバックキックができなかった人はいません。**

フィジカル・ワーキング・キャパシティ（身体的作業能力）といって、有酸素運動の指標でよく使われますが、筋力に余裕があるほど、日常の動作はラクになります。

痛い、苦しい、身体が重いという人は、キャパシティを増やせば快適に過ごせるようになるのですが、身体がだるくて、あっちこっち痛いから運動しない。運動しないからまた筋力が落ちて、骨がズレるから神経が引っ張られる。だからまた痛いと悪循環になっていきます。

私は筋力も治癒力のひとつだと思っています。身体をよくするのに第三者が介入できるところは非常に少なく、私にできることも、自分を治していただくきっかけとして矯正をするだけです。

関節をやわらかくしたり（ＲＯＭ運動）、神経をやわらかくしたり（神経ストレッチ）、背骨を矯正したりして症状を少しでも緩和させながら、筋力が向上するのを待っているのです。それが、症状を再発させないようにする道です。

運動を「する」「しない」の選択ができるのは本人だけです。

背骨コンディショニングでも治らない例

仙骨が後方に変位して、腸骨が内旋すると、歩くたびに大腿骨と擦れてやがて炎症を起こします。

大腿骨が寛骨と接する部分は球関節といって丸くなっているのですが、きれいな球面でなければスムーズに動きません。

歩くたびに股関節から「コッコッコッ」と音がしている人は、炎症がひどくなってこぶ状になっている場合もあります。

軽度の炎症なら股関節のＲＯＭ運動と、亜脱臼を矯正し、筋肉をつけていけば治ります。

球関節全体に炎症を起こし、歩けないほどの痛みや軽いＲＯＭ運動もできないほどの痛みになったら、手術するしかなくなります。

膝関節も同様です。大殿筋が弱いと股関節が内側に巻かれます。すると膝から下の骨（脛骨）はバランスを取ろうと外側に巻かれます。物理的な力で半月板が引っ張られ、さらに神経の伝導異常による滑液不足が起こると、擦れて炎症を起こします。

股関節と膝で壊死や壊疽《えそ》する場合があります。理由はまだはっきりとわかっていない部分もありますが、神経の伝導異常が関係するのではないかと思います。この場合も手術で人工関節にする必要があります。

そこまでいかなくても、炎症がひどくてROM運動も耐えられないような痛みが長く続く場合は、手術をお勧めしています。

そうなる前に対処するには、やはり日ごろの筋トレです。中殿筋は大腿骨の上に被さっているので身体を安定させるのにはいいでしょうが、内・外旋の位置を決めているのは、大腿骨を横から支える大殿筋です。

第3章でご紹介した歩行困難だった50代の女性も、大殿筋がついてきたころからよくなりました。

おわりに

心身の健康は自ら選べる

矯正をしていると、毎週数名は必ず肩、腰、背中などをまともに動かすことができない人と出会います。

また、自律神経が失調してひどい吐き気に見舞われていたり、言いようのない気持ちの悪さを訴える人もいます。

こういうときに「大丈夫ですか?」「大変ですね」と声をかけると親切で愛情のある人、思いやりのある人と思われるかもしれません。「いつからですか?　どんな具合ですか?」などとやさしく質問すれば頼りにされるかもしれません。

しかし、私は**「運動しなさい」と言います。**ぎっくり腰の人にはROM運動やバックキックを、自律神経失調症の人には有酸素運動や背中の筋トレをするように言います。

中には「こんなに痛いのに、こんなに苦しいのに運動なんて」と怒り出す人や恨むような目でこちらをにらみ返す人もいます。

やさしい言葉は心の慰めになります（代わりにスタッフが細かなヒアリングをします）。

しかし、1万回声をかけても身体はよくなりません。神経の伝導と関節の特性を考えると、早急に動かしたほうが治りがいいのです。

想像してみてください。あなたは帰路につく途中で、道路の向かいにある自宅マンションから火が出ていることに気がつきました。

よく見ると、なんとあなたの愛する人（子ども、配偶者、恋人？ 想像してみてください）が迫り来る炎を逃れてベランダに取り残されています。

そのとき、あなたは、道路の信号が青になるまで待ちますか？ 周りの制止を振りきり一刻も早く助けに向かうはずです。

火を潜り抜けてなんとか愛する人の元に辿り着いたら「大丈夫か？」と意識確認はしても、「いつからそこにいるの？」「大変だったね。ツラかったね」とは言わないでしょう。

そして、いざ脱出しようとすると部屋は火の海で、逃げるためには隣部屋のベランダに移るしかありませんでした。あなたが先に飛び移って振り返ると、愛する人は腰に右手を当てていて痛そうにしています。また左手は胸を押さえていて吐き気もあるようです。

そんなときあなたは「腰が痛いのかい？　具合でも悪いのかい？　じゃあ少し安静にして落ち着こう」と声を掛けますか？　火の手は迫っているのです。

「飛べ！」と力の限り叫ぶでしょう。そして、手を出して必死に引っ張り上げようとするはずです。

このような状況なら、優先順番ははっきりします。私にとっては**火事場の愛する人に「飛べ」と言うのと、腰に痛みのある人や自律神経失調症の人に「運動しろ」と言うのは同じです。**

しかし、現実には症状が出ていても、切羽詰まっている人は少ないのです。確かに腰痛で死ぬ人はいません。でも腰椎の４番、５番から出る神経は大腸につながっています。激しい腰痛が出るほど神経が引っ張られると大腸にも影響が出ます。

また、自律神経の伝導が悪いと内臓にも障害が起きます。どちらの場合も放っておくと取り返しがつかないほど悪化する可能性があります。

矯正に来られて、背骨の異常な歪みが明らかになり、病院での検査を勧めたら、重篤な症状が見つかった方が大勢います。中には、残念ながら末期ガンで、数ヵ月で亡くなられた方もいました。

火は迫っているのです。

焼け死んでから運動はできないのです。

「運動していません。すみません」と謝るのなら、私にではなく、自分の身体と周りの愛する方へ言ってほしいと思うのです。

聖書の中に「あなたがたのうちだれが、思い悩んだからといって、寿命をわずかでも延ばすことができようか」という言葉があります。

キリスト教では人間の生死は神の領域です。聖書には、涙ながらに願って寿命を延ばしてもらったイスラエルの王様の話があります。

授かった自分の身体をメンテナンスして健康を願えば、その努力と願いは聞き入れられるでしょう。何もせず、暴飲暴食を続ければ、いずれ自分の身体でその種を刈り取ることになるのです。

人は自分で健康か病かを選択しています。

もちろん、理から外れた運動をいくらやっても有効ではありません。
また、効果の薄い運動をしている人もたくさんいます。

そこで、適切な「知識」を「実践」する「経験」豊富な指導者によって広めていこうとの思いで、背骨コンディショニング協会を設立しました。
これまで医師、鍼灸師、介護福祉士、フィットネスインストラクター、整体師、作業・理学療法士と、幅広い分野の方々にご参加いただき、700人以上のインストラクターが輩出しています。

背骨コンディショニング協会の理念は「自分を愛するように隣の人、特に先ず弱きを覚えている人の気持ちになる、真の愛ある指導者を多く輩出する事により社会に貢献し、カラダ革命を推進します（略）」です。

どこに行っても治らなかったツラい症状や激しい痛みを伴っている人が大勢いらっしゃいます。

ただ、本書で述べてきたような治療に関するさまざまな誤解から、薬や手術だけに頼り、運動をしない方がほとんどです。

言葉は心をラクにしますが、身体を治癒しません。

私は「人にしてもらいたいと思うことはなんでも、あなたがたも人にしなさい」という黄金律から積極的な愛と憐れみにより、苦しむ人と共に苦しみ、泣く人と共に泣きながら、その人と共に運動をし、励ますことを選びます。それが**真の愛情ある指導者**ではないかと思うのです。

だから、その人のことを思えばこそ、その背後にいる方たち、支えてくれる方たち、愛する家族や恋人、友人のことを思うからこそ、どんなに憎まれても「運動しなさい」と言い続けますし、私自身も共に運動していきます。

そして今後も不治、難病と言われ、苦しむ人々に心身の真の癒しと平安が訪れるよう、同じ志をもつ指導者を数多く育成していきます。

子たちよ、言葉や口先だけではなく、行いをもって誠実に愛し合おう。

(ヨハネの手紙第Ｉ ３章18節)

皆様が心身の健康を手にして、共に喜べる日が来ることを心から願っています。

日野秀彦

参考文献

『キャンベル整形外科手術書 第1巻』
キャンベル著、S・テリー・カナリ原著編集、
藤井克之総監訳・編集（エルゼビア・ジャパン、２００５年）

『最新整形外科学大系 16』
越智隆弘総編集、糸満盛憲、越智光夫、高岸憲二、
戸山芳昭、中村利孝、三浪明男、吉川秀樹編
（中山書店、２００６年）

『腰痛は怒りである～痛みと心の不思議な関係～』
長谷川淳史著（春秋社、２００２年）

[著者プロフィール]

日野秀彦（ひの・ひでひこ）

背骨コンディショニング創始者
北海道札幌市生まれ東京都在住。日本最大手スポーツクラブ第１期フィットネスディレクターとして、フィットネス、アスリート、不定愁訴改善などさまざまな運動プログラムを開発・プロデュースし、その後独立し、「背骨コンディショニング」を考案。これまでほぼ動かないとされてきた仙骨、仙腸関節が大きく歪むことを発見し、正しい位置に調整することで、神経の牽引をなくす全く新しい理論を提唱する。手術をしても治らない、原因不明の症状がたちまち改善し、奇跡のプログラムと言われるようになる。全国各地に700人以上のインストラクターを養成。予約が取れない人気プログラムとしてプロアスリート、芸能人、俳優やモデルもお忍びで通う。これまで口コミだけで全国で30万人以上が矯正を受けている。

その他：一般社団法人背骨コンディショニング協会 代表理事
日本イエス・キリスト教団札幌羊ヶ丘教会 教会員

■日野背骨矯正
https://sebone-hino.com

■背骨コンディショニング協会ホームページ
https://www.sebone-c.org

【基本の筋トレ3選 一緒に筋トレ】必見！

毎日やると体が楽になる
【基礎背骨コンディショニング編】

【自律神経シリーズ】
自宅で簡単にできる！ 解説＋運動

【反動】背骨コンディショニングをして
痛みが出た場合の対処

背骨コンディショニング協会
無料オンラインプログラム

［アチーブメント出版］

Twitter @achibook

facebook https://www.facebook.com/achibook

Instagram achievementpublishing

より良い本づくりのために、
ご意見・ご感想を募集しています。
お声を寄せてくださった方には、
抽選で図書カードをプレゼント!

30万人の腰痛を治した！
背骨コンディショニング

2023年（令和5年）9月1日 第1刷発行
2023年（令和5年）9月13日 第2刷発行

著者 ―――――― 日野秀彦

発行者 ――――― 塚本晴久

発行所 ――――― アチーブメント出版株式会社
〒141-0031
東京都品川区西五反田2-19-2 荒久ビル4F
TEL 03-5719-5503／FAX 03-5719-5513
https://www.achibook.co.jp

装丁・本文デザイン ― 轡田昭彦＋坪井朋子

本文イラスト ―― 村山宇希（ぽるか）

編集協力 ――― est Inc.

校正 ―――――― 株式会社ぷれす

印刷・製本 ――― 株式会社光邦

©2023 Hidehiko Hino Printed in Japan
ISBN 978-4-86643-139-0
落丁、乱丁本はお取り替え致します。

「背骨コンディショニング®」「ROM運動®」

「神経ストレッチ®」は登録商標です。

（登録商標第5237113号、登録商標第5566933号、登録商標第5566935号）

アチーブメント出版の健康書

薬に頼らず
血圧を下げる方法　文庫版

加藤雅俊［著］

減塩食や降圧剤は使わずに、「ツボ押し」と「ストレッチ」で血圧を下げるという今までにないメソッドで話題を呼んだ人気書籍が待望の文庫化！

たった１分の「降圧ツボ押し」と１日５分の「降圧ストレッチ」で無理なく簡単に血圧を下げたという喜びの声、続々！

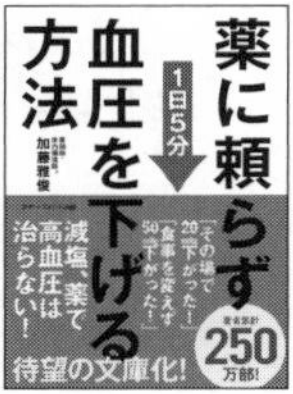

■本体800円＋税／文庫判・並製本・208頁／ISBN978-4-86643-119-2

薬に頼らず
血糖値を下げる方法　文庫版

水野雅登［著］

まったく新しい血糖値改善法を提唱し、多くの糖尿病患者を救った話題の書籍が文庫化！

２型糖病患者全員を注射いらずにした、“脱インスリン率100%”の名医が教える糖尿病治療の新常識。最新医学が明らかにした血糖値の真実がわかる一冊です。

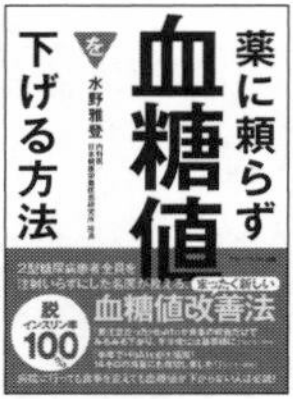

■本体800円＋税／文庫判・並製本・320頁／ISBN978-4-86643-127-7

「胃」を整えると自然と「不安」が消えていく

日本中で引っぱりだこの内科の名医が教える ストレス知らずの疲れない身体のつくり方

一石英一郎［著］

胃は【第二の脳】　２万人の胃を診てきた消化器内科医が日本人の遺伝子に合ったココロとカラダの健康法を伝授！

予防医学の観点から、世界で初めて「遺伝子栄養学」を提唱！

胃にやさしい食事で自然と「不安」が消える――【メンタルを整えるスープレシピ】付き。

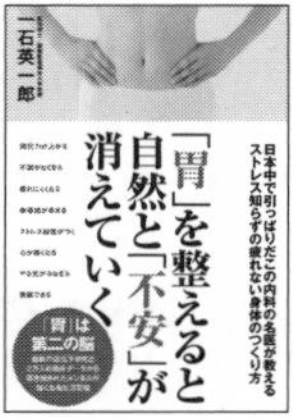

■本体1200円＋税／四六判・並製本・176頁／ISBN978-4-86643-135-2